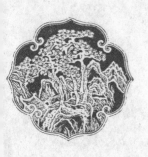

中国民间医学丛书

中国民间拔罐疗法

林 红 杨殿兴 编著

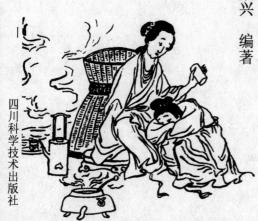

四川科学技术出版社

图书在版编目（CIP）数据

中国民间拔罐疗法/林红，杨殿兴编著.—成都：
四川科学技术出版社，2008.1（2025.2重印）
（中国民间医学丛书）
ISBN 978-7-5364-6298-4

Ⅰ．中…Ⅱ．①林…②杨…Ⅲ．拔罐疗法
Ⅳ．R244.3

中国版本图书馆CIP数据核字(2007)第115508号

中国民间医学丛书
中国民间拔罐疗法
ZHONGGUO MINJIAN BAGUAN LIAOFA

编　著　林　红　杨殿兴

出 品 人　程佳月
责任编辑　李迎军
助理编辑　王天芳
营销编辑　刘　成　邓玉玲　程东宇
封面设计　李　庆
责任出版　欧晓春
出版发行　四川科学技术出版社
　　　　　成都市锦江区三色路238号　邮政编码 610023
　　　　　官方微博 http://weibo.com/sckjcbs
　　　　　官方微信公众号　sckjcbs
　　　　　传真 028-86361756
成品尺寸　146 mm × 210 mm
印　张　7.25　字数　180　千
印　刷　四川机投印务有限公司
版　次　2008年1月第1版
印　次　2025年2月第5次印刷
定　价　68.00元

ISBN 978-7-5364-6298-4

邮　　购：成都市锦江区三色路238号新华之星A座25层　邮政编码：610023
电　话：028-86361770

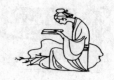

前　言

　　拔罐疗法历史悠久,古称"角法",据现存文字记载,拔罐法至少已有两千多年的历史。

　　从原始的兽角罐、竹罐,到陶罐、金属罐、玻璃罐、橡胶罐、特制抽气罐等罐疗工具的演变,大致可以反映出罐疗方法的历史发展脉络;它可谓是起源于远古,发展于历代,深入于民间的一项宝贵医学遗产。

　　拔罐疗法素以简、便、廉、验著称,深受广大群众喜爱,也是家庭治病最佳方法之一。而且,拔罐疗法的器具易得,竹罐可以自己动手制作,或用罐头瓶、茶杯、酒杯等代替;另一方面,拔罐疗法简便安全,容易操作,儿童、妇女、老人皆可使用,见效迅速,疗效神奇。

　　早在唐代的太医署就将拔罐疗法(角法)列为专科设置,学习三年,对其重要性和受重视程度足见一斑。尽管如此,在现存古医籍中却并未发现任何一本拔罐疗法的专著,这或可归咎于年代久远、战乱等原因使然吧!为使中国医学中这一瑰宝不致湮没,我们在临床实践的基础上,不断探索,推广普及罐法,增强罐疗效果,又深入民间,广搜博采,撷取精华,结合临床经验,编著了《中国民间拔罐疗法》一书。

　　本书以简便明了、实用有效为原则,特别是对于有关罐法的

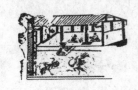

文章、书籍中存在的一些含糊不清的认识和比较混乱的分类现象,做了全新的阐释和整理,并将罐疗法分为罐法(指吸拔在皮肤上的操作方法)和罐术(指已经吸拔在皮肤上的再操作方法)两大类;又根据排气方法,结合其他治疗方法的不同,将罐法分为一般罐法(火罐、水罐、抽气罐、挤压罐)和复合罐法(针罐、药罐、灸罐、按摩罐)两种,并贯穿于全书理论、临床实践的始终;分类合理,层次清晰,图文对照,简明扼要,且易掌握、好操作。

全书共分为三章,第一章详细介绍了常用的一般罐法和复合罐法两大类,共计三十多种具体罐疗方法,以及常用的 8 种罐术;第二章简要地介绍了拔罐疗法的常用经穴;第三章重点介绍了应用罐法治疗确有疗效的内、妇、儿、外、皮肤、五官各科的四十多种疾病。

本书在编写过程中得到了广大中医界同仁和民间老中医的支持,篇幅所限,恕不一一列举,在此一并致谢! 书中罅漏舛谬之处,尚祈读者不吝指正。

林红　杨殿兴　于成都中医药大学

2007 年 5 月

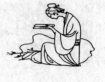

目 录

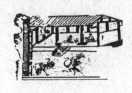

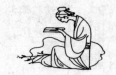
目录

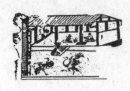

中国民间医学丛书

中国民间拔罐疗法

概 述

　　拔罐疗法,民间俗称"拔罐子"。它是以罐子为医疗用具,采用排除罐内空气,形成负压以吸附皮肤为主要治疗手段的一种简便疗法。罐疗方法是中国民间医学中的宝贵遗产之一,深受广大群众喜爱,在民间流行甚广。"扎针拔罐,病好大半"就是民间家喻户晓的谚语。

　　罐法历史悠久,古称"角法",因使用牛、羊等牲畜角制作罐筒而得名。据现存文字记载,罐法的运用至少有两千多年的历史。我国现存最古的医籍《五十二病方》(湖南·长沙马王堆汉墓出土),约成书于战国时期,其中即有角法治病的记载,如在痔疾治疗里便有:"……以小角角之,如熟二斗米顷而张角,系以小绳,剟以刀……"这说明当时已经运用负压吸附的原理治疗疾病了。晋代医学家葛洪所著的《肘后方》中,亦有以兽角制成罐筒以拔脓血治疗疮肿的记载。由晋至唐,医学发展日渐趋向专业化,医学教育也逐渐走入正轨,隋代开设了既是医学教育机构,也是医疗单位的"太医署",其后的唐代,不但设立了"太医署",而且在组织机构、教学内容上更趋合理、完善。唐太医署分为医科、针科、按摩科(包括伤科)、咒禁科四科,其中的医科又分为体疗(内科,7年)、少小(儿科,5年)、疮肿(外科,5年)、耳目口齿(五官科,4年)、角法(罐法,3年)五科,从而可以看出,罐疗方

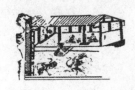

法不但受到与针灸、按摩方法等同等对待,而且被纳入了医学教育的范畴,这对罐法的运用和发展,具有重要的推动作用。唐代王焘在《外台秘要·第十三卷》中引崔氏方中记载的运用角法治疗瘰病等病(相当于现在的结核病):"即以墨点上记之,取三指大青竹筒,长寸半,一头留节,无节头削令薄似剑,煮此筒子数沸,及热出筒,笼墨点处,按之良久,以刀弹破所角处,又煮筒子重角之,当出黄白赤水,次有脓出,亦有虫出者,数数如此角之,令恶物出尽,乃即除,当目明身轻也。"

由以上记载可以看出,晋唐时期已经开始使用竹制罐筒,由兽角罐到竹罐大大前进了一步,而且竹罐至今仍被广泛地应用;唐代以前已开始应用火罐,中国中医研究院医史文献研究所藏有汉代陶制火罐,据此推测其应用当不晚于汉代;而《外台秘要》记载了采用水煮罐结合挑痧拔罐的方法,说明唐代时期罐法已经向着多样化和综合化的方向发展。宋代以后,由于罐法多采用竹筒,故又称为"吸筒法"、"筒术"、"拔筒法"等。

现存古医籍中记载罐疗方法较详细的当数清代医药学家赵学敏所著的《本草纲目拾遗》。该书保存和发掘了民间宝贵的医药知识,对发展研究中医药学贡献良多。拔罐疗法历代均有发展,然真正应用者却在于民间,赵学敏重视民间治病经验,因此他能比较详细地记述罐疗方法也是顺理成章之事。在《本草纲目拾遗》中,他说:"火罐,江右及闽中皆有之,系窑户烧售,小如人大指,腹大,两头微狭,使促口以受火气。凡患一切风寒,皆用此罐。以小纸烧见焰,投入罐中,即将罐合于患处,或头痛,则合在太阳、脑户或巅顶;腹痛,合在脐上。罐得火气合于肉,即牢不可脱,须待其自落。患者但觉有一股暖气,从毛孔透入,少顷火力尽,自落。肉上起红晕,罐中有气水出,风寒尽出,不必服药。治风寒头痛及眩晕、风痹对入、腹痛等症。"

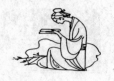

　　赵氏的记载不仅准确地描述了罐筒的形状、拔罐操作方法、拔罐部位和适应证,还向我们描述了一幅罐疗方法普及的市井图:窑户专门烧制陶瓷火罐,销售于市,市民购买,拔罐治病,这说明了当时罐疗方法的普及程度。清代另一位著名医学家吴谦,他主持编纂的《医宗金鉴》中,记载了先用针刺、继用中药(羌活、独活、紫苏、艾叶、菖蒲、白芷、甘草、连须葱)煮罐拔罐治疗阴疽的针药罐法。

　　从兽角罐、竹罐、陶罐、火罐、水罐及结合针刺、药物的罐具和罐疗方法的演变,我们不难看出罐法发展的历史脉络,它是起源于远古,发展于历代,深入于民间的宝贵医学遗产。

　　近年来,罐疗方法得到空前的普及和发展,从罐具来看,玻璃罐取代了陶瓷罐、金属罐,既减轻了重量、减慢了热传导,又能观察到罐内的情况变化,以便准确掌握治疗时间和刺激量;各种抽气罐(如注射器抽气、橡胶球抽气、唧筒抽气、负压机抽气等)达到了无火排气,更为安全;近来研制的橡胶罐,操作更为简便,挤压在所拔部位穴位即可。从罐法来看,单纯罐法有:火罐、水罐、抽气罐、挤压罐;复合罐法有:药罐、针罐、灸罐、按摩罐,具体罐疗方法多达四十余种;从罐法治疗的技术操作来看,从单一的留罐、单罐,发展为闪罐、走罐、旋罐、摇罐、滚罐、多罐,适应病证范围非常广泛,内、外、妇、儿、五官、皮肤各科疾病均可采用罐法治疗,具有简、便、廉、验之功。

　　此外,近时对于罐法的医学和实验研究,也证实了罐疗方法的科学性。拔罐时,由于罐内形成负压,吸力极强,根据报道中所述:火罐能够达到的负压强极限值,可以高达50千帕,实际临床应用的负压值平均在42千帕,一般能保持较长时间而负压值基本不变。在这种强大负压吸附过程中,局部的毛细血管破裂,血液溢入组织间隙,从而产生瘀血,出现自身溶血现象,红细胞

概述

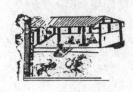

受到破坏,大量的血红蛋白释出,产生一种良性刺激作用,加之火罐的温热刺激及药罐的药物刺激等,使神经系统的末梢感受器、皮肤感受器、压力感受器受到刺激,通过神经纤维传至大脑皮质,从而发生反射性兴奋,借以调节大脑皮质的兴奋与抑制过程,使之趋于平衡。

拔罐作用于皮肤、经穴,通过多种神经感受器,反射到相应神经节段的内脏或中枢,加之经穴与内脏特有的联系和作用,达到调节内脏活动的作用。拔罐后,真皮结缔组织中的单核吞噬细胞、肥大细胞、白细胞等立即动员或激起参加相应的特异性或非特异性免疫作用,并能维持相当长一段时间。如组胺、肝素、慢反应物质等的释放和吸收,使血管扩张,白细胞渗出,T、B淋巴细胞活化,多种抗体和淋巴因子释放,帮助机体抵抗病害,并有利于药物吸收。另外,拔罐疗法还具有调节汗液的排泄、调节体温、刺激代谢、参与免疫等作用,从而达到消除疾病,恢复身体各部分的正常功能的作用。

据考证,拔罐疗法早在古代就已传到日本、韩国、东南亚一带,现在世界上仍有不少国家将其作为治病方法用于临床,如前苏联将其称为"郁血疗法",日本称之为"真空净血术",法国则称之为"杯术",非洲至今还有不少民间医生沿用角法。

值得一提的是,尽管早在唐代的太医署就将角法(罐法)列为专科设置,学习3年,但遗憾的是在古医籍中并未发现有任何一本拔罐疗法专著,抑或是年代久远、历经战乱使然,现已无从考证。为了中国民间医学中这一瑰宝不至于湮没,继续造福人类,我们结合临床经验,特编著了《中国民间拔罐疗法》一书,全面而系统地介绍拔罐疗法。

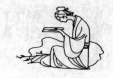

第一章　拔罐疗法的常识

　　拔罐疗法是家庭治病的最好方法之一,它具有简、便、廉、验的优点,有着广泛的群众基础,在中国几乎是家喻户晓、妇孺皆知。一方面,拔罐疗法的器具易得,竹罐可以自己动手制作,或用罐头瓶、茶杯、酒杯代替,治疗方法简单,容易操作,儿童、妇女、老人皆可使用,见效迅速、疗效神奇;另一方面,拔罐疗法又是中国医学中重要的组成部分,它有着系统完整的理论和正规的罐疗器具、操作程序、取穴原则及各种拔罐治疗方法。要想更好地利用罐法治疗疾病,而且要达到好的治疗效果,就必须系统地学习拔罐疗法的理论和方法。本书将满足各位读者的这一需求,使您能系统地了解、学习、掌握罐疗的知识和技能,从而提高罐疗的治疗效果。

第一节　罐疗工具

一、罐筒种类

　　根据制作罐筒的质地材料和罐法的发展过程,罐筒工具有如下几种:

(一)兽角罐

以牲畜的角制作罐筒,多选用牛、羊角制成,顶端磨成小孔,

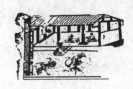
供排气用,底部角口处打磨光滑,不伤皮肤(图1-1)。兽角罐是原始的罐疗工具,现在仅在偏远地区、少数民族地区时有应用。应用方法:将兽角罐的罐口紧按在应拔部位上,用嘴吸吮其顶端的开口以形成负压,然后用半融的蜡或湿面团封闭。

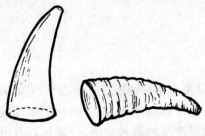

图1-1 兽角罐

(二)金属罐

用铜或铁皮制成,形状如竹罐,口径大小不一。优点是牢固耐用、不易破碎,缺点是价格较贵、传热太快、易烫伤皮肤,目前已很少使用。

(三)陶瓷罐

为陶罐和瓷罐的统称,一般未严格区分。以陶土为原材料,罐的两端较小,口圆肚大,形如腰鼓,罐的口径大小不一,一般分为大、中、小三种型号,罐愈大,吸拔力愈大,表面涂上黑釉或黄釉等,再经烧制而成陶瓷火罐。优点是价格便宜实惠,吸拔力大,缺点是较笨重,落地易碎。用火力排气。此法于北方农村应用较多,其他地区则较少应用(图1-2)。

(四)竹筒罐

制作竹罐,选材很重要,一般以淡黄、微绿、质地坚硬的竹竿为佳。竹罐应用广泛,火罐、水罐、药罐均可以用竹筒罐施术,特别是水、药煮罐及水、药蒸汽罐,非竹罐莫属,尚无更好的代用品,只是在选材、制作上略有不同。

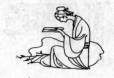

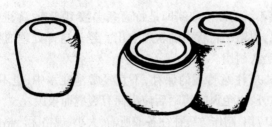

图1－2　陶瓷罐

1. **竹制火罐**　选取坚硬成熟的老竹子,口径(直径)在2～8厘米,按竹节锯断,一端留节做底,一端去节做口,长6～10厘米,做成口小肚圆的腰鼓形状,用玻璃片或刀具刮掉竹筒外皮及内膜,将周壁刮成0.3厘米左右,并把罐口磨平、打光。可制成大小不等的竹罐备用,大口径用于腰背部及臀部,小口径用于四肢关节部位,用火力排气。优点是轻巧价廉、不易跌碎、取材容易、制作简便、重量轻、吸得稳,缺点是易爆裂漏气。使用前,应用温水浸泡几分钟,使竹罐质地紧密、韧性增加,可以防止罐子漏气。

2. **竹制煮罐**　煮罐是用水、药液煮罐排气,或用水、药蒸汽排气,因此选材十分讲究。颜色深绿过于幼嫩的竹筒,因其纤维组织疏松,含水分较多,既不耐用,煮沸后管壁又非常热,容易烫伤皮肤;而枯黄年久的竹筒,因其管壁太脆,易裂缝而不耐用,故都不能选用。煮罐以选用竹身正圆、色淡黄微绿、质地坚实者为佳。制作方法、规格与竹制火罐同,而煮罐的制作较火罐还要讲究,需见光、磨口、煮管、取膜几道程序,现略加以说明如下:

见光为以皮件或光滑的圆铁棍加压于管壁,使其光滑。磨口为将无节端的管口磨光或烫光,在炉子上放一光滑的铁板,烧热后,将竹罐口蘸少许油类物质,放于铁板上熨烫,1～2分钟即可将管口烫光。煮管是将竹筒罐放于水中煮数10次,以竹管在

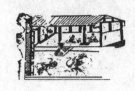

水面漂浮不沉为度。取膜即是竹筒煮沸数 10 次后,管腔内膜即自然分离,以镊子将管内的软膜取出。经过这样处理的竹罐,不易爆裂,经久耐用。

此外,应注意竹罐的保存,不宜经常泡在水中,也不宜放在炉旁或室外,以免风吹烤晒后使罐筒有裂缝而报废。

民间应用、制作竹罐往往各取所需,大小、规格无严格的规定,也常根据自己的习惯、经验而制作。常用竹筒罐可见图1-3。

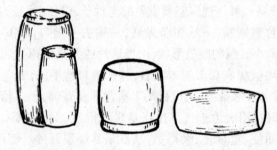

图1-3 竹筒罐

(五)玻璃罐

用玻璃制成的罐具,是目前应用最广泛的罐疗工具。其形如球状,口小肚大,口缘圆滑而厚,并向外翻。根据口径和容积的大小,一般分为3～4种型号,口径为3～6厘米,容积为3～9毫升。由于其口缘宽厚、平滑,不易漏气,不伤皮肤,因此,不但适用于定点吸拔,而且是"走罐"法的最佳罐疗工具。优点是质地透明,可清楚窥见罐内皮肤的瘀血程度、刺血拔罐时的出血量,对于"针罐"法尤其适宜。缺点是容易跌破打碎。使用时,应用火力排气(图1-4)。

(六)抽气罐

是用抽气的方法排除空气形成负压的罐具,常用的有以下几种:

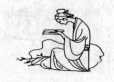

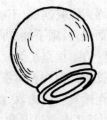 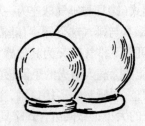

图1-4 玻璃罐

1. **注射器抽气罐** 这类罐具通常是用青霉素和链霉素的小药瓶制作的,用注射空针或唧筒排气。将药瓶瓶底用砂轮磨去,打磨光滑,瓶口的橡皮塞及锌皮、封口边须保留完整,锌皮只划破中间处供抽气时应用。因其口径和容积均小,吸拔力亦弱,故常用于头面部和软组织薄弱部位或用于小儿,亦称为小罐疗法。现有用透明塑料制成,不易破碎,上置活塞,便于抽气。另外,还有一种特制的抽气罐(图1-5)。

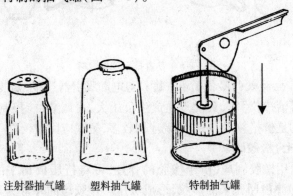

注射器抽气罐　　塑料抽气罐　　　特制抽气罐

图1-5 抽气罐

2. **胶囊排气球抽气罐** 用胶囊排气球(内装气门,只允许抽出空气,不允许进气)连接罐具而成。罐具由玻璃、有机玻璃、透明硬塑料、橡胶等不同材料制成。根据排气球与罐具的连接形式,可

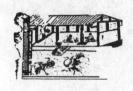
分为简装式(罐具与排气球连为一体,均为橡胶制成,不能拆开)、组合式(罐具与排气球分开,可随需要而组合,罐子抽气形成负压吸住后,可取下排气球又为其他罐具排气)。优点是无火排气,更为安全,能消除病人对火的恐惧感(怕烫伤),为病人所喜用;负压可随时调整,现研制的多接口罐,还可连接真空压力表,治疗时能观察负压的大小;另外,组合式罐具还可连接电动吸引器。缺点是罐具需专门生产,自己制作较困难(图1-6)。

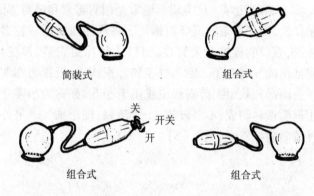

简装式   组合式

关 开关
开

组合式   组合式

图1-6　胶囊排气球抽气罐

3. 电动吸引器抽气罐　罐具与电动吸引器连接,如"经穴电动拔罐治疗仪"等,其优点是产生负压大、可调节、能控制,美中不足的是价格较贵,一般医院应用较多,家庭应用较少。

(七)橡胶罐

是用橡胶制成,由于橡胶的弹性,可将挤压成扁平的罐子(排气)弹拉回原来的形状,形成负压。橡胶罐的外形为重叠的两个扁圆盘,其优点是不怕摔打、挤压排气、安全可靠、携带方便,缺点是不透明,不能观察罐内皮肤的变化情况(图1-7)。

(八)代用罐

拔罐疗法在民间的应用,不局限于使用正规的罐疗工具,亦可

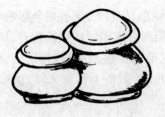
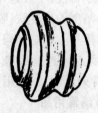

图1-7 橡胶罐

将一些家庭用具、器皿来代替罐子使用,例如罐头瓶、玻璃杯、茶杯、酒杯、药瓶等。一般而言,罐筒高4~10厘米,口径为2~8厘米,口缘厚3~5毫米的罐筒类器皿都可作代用罐,但注意口缘一定要光滑,不能太薄,否则吸拔时易伤皮肤。另外,金属类杯筒由于重量大、传热快,故一般不选用,常用代用罐替代(图1-8)。

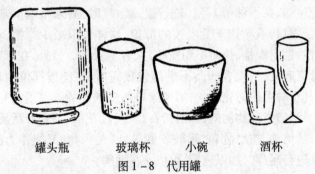

　罐头瓶　　玻璃杯　　小碗　　　酒杯
图1-8 代用罐

二、辅助用品

拔罐治疗时,除了罐筒外,还需要一些辅助用品。

(一)燃料

燃料在火罐的应用中是必不可少的。除了引火的火柴或打火机外,还应准备酒精和易燃的薄纸片、脱脂棉。可选用体积分数为75%~95%的酒精,或体积分数(浓度)较高的白酒;纸片

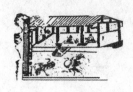

以质薄易燃为佳,不要选用硬纸,以免燃烧不完全影响排气,或灰烬余火坠落灼伤皮肤;脱脂棉做成小棉球或薄棉片,用以汲取酒精燃火排气。有时还可以准备一盏酒精灯,特别是应用闪罐治疗时,要连续进行拔罐、起罐,如果不留有火种,治疗就会间断,影响疗效,而且每次用火柴引火很麻烦。

(二)消毒用品

准备体积分数(浓度)为75%的酒精、质量浓度为 25g/L (2.5%)的碘酊、消毒棉花棒、棉球、敷料、医用胶布等。选用针罐治疗时,必须进行严格的皮肤消毒,在对皮肤进行破损较大的挑痧、刺络、挑刺等法治疗后,要用消毒纱布敷盖,以免感染。

(三)润滑剂

常用润滑剂为凡士林、液状石蜡,民间常用植物油(如芝麻油、花生油、菜子油等)等。进行走罐治疗时,必须用润滑剂,或涂抹于罐口,或涂抹于要吸拔的部位,这样可以减少摩擦,增加滑动性,使走罐推、拉时不伤皮肤,又容易操作。另外,在有毛发处、骨突起处、消瘦者凹凸不平部位拔罐时,在应拔部位涂敷较多的凡士林可以防止漏气,加强罐口与皮肤间的紧密度,保持吸拔力。油脂类药物制剂,如薄荷石蜡油、红花油、麝香舒活灵、风油精、活络油、按摩乳霜、磺胺软膏等,既是药物,又能作为润滑剂,在进行罐疗时加以选用,可以一举两得。

(四)针、药

采用复合罐法治疗时,根据针罐、灸罐、药罐的不同,还需准备针具、灸条、药物。

1. 针具 应用最广泛的是毫针,适应于全身任何穴位。毫针是用金属制作的,一般以不锈钢所制者为佳。因为用不锈钢制作的毫针具有较高的强度和韧性,针体挺直滑利,能耐热和防锈,不易被化学物品腐蚀,所以目前被临床上广泛采用(图1−9)。

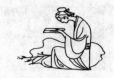

毫针

图1-9　扎针针具

三棱针是用于点刺放血的针具,用它刺破患者身体上的一定穴位或浅表血络,放出少量血液称为"刺络法",与罐法结合称"刺络拔罐法"。将三棱针用在一定穴位或部位,挑断皮下白色纤维组织,称为"挑刺法",与罐法结合称"挑刺拔罐法";用在拔罐之后出现的丹痧或瘀斑中心挑刺,称为"挑痧罐法"。三棱针一般用不锈钢制成,针柄较粗,呈圆柱形,针身呈三棱形,尖端三面有刃,针尖锋利,一般有大、小两种型号。上述针法除了选用三棱针外,还可选用圆利针、痧刀,或大号注射针头,或大号缝衣针(图1-10)。

皮肤针为丛针浅刺法针具,用叩刺方法施术。皮肤针是针头呈小锤形的一种针具,一般针柄长15~19厘米,一端附着莲蓬状的针盘,下边散嵌着不锈钢短针。根据所用针具针支数目多寡,有梅花针(5支针)、七星针(7支针)、罗汉针(18支针)等不同的名称,还有双头皮肤针。皮肤针与罐法结合施术称为叩刺罐法(图1-11)。

火针是用火烧红的针尖迅速刺入穴内以治疗疾病的一种方法。一般用较粗的不锈钢针,如圆利针或24号粗、2寸长的不锈钢针。也有应用特制的针具,如弹簧式火针、三头火针,以及用钨合金所制的火针等。其与罐法结合施术时称为火针罐法(图1-12)。

2. 艾条、艾炷　灸法以艾火灸最为常用,艾火灸是以艾绒制

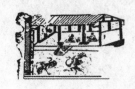

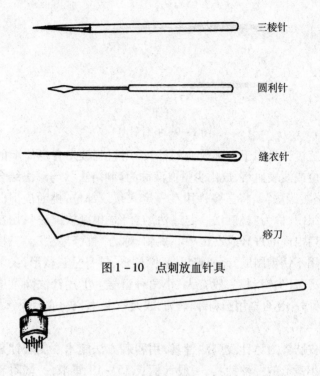

三棱针

圆利针

缝衣针

痧刀

图 1-10 点刺放血针具

七星针

图 1-11 皮肤针

成艾条、艾炷施灸的。艾条的制作法如下:取艾绒24克,平铺在26厘米长、20厘米宽,质地柔软疏松而又坚韧的桑皮纸上,将其卷成直径约1.5厘米的圆柱形,越紧越好,用胶水或糯糊封口而成,这种艾条称为无药艾条。若在艾绒中掺入其他药物粉末的,称为有药艾条,简称药条。常用药条处方为:肉桂、干姜、丁香、木香、独活、细辛、白芷、雄黄、苍术、没药、乳香、川椒各等份,研为细末,每支药条在艾绒中掺药6克。另外,近年来在传统灸条

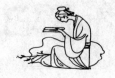

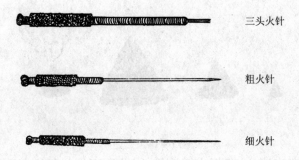

图 1 - 12 火针

的基础上又研制出了无烟灸条,具有无烟、耐燃,气味芳香,对人无刺激,不污染环境的优点。艾条施灸与罐法结合称为艾条灸罐法(图 1 - 13)。

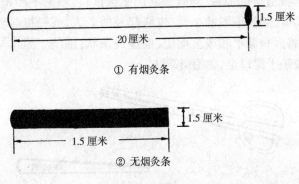

① 有烟灸条

② 无烟灸条

图 1 - 13 艾条

用艾炷施灸称为艾炷灸。艾炷的制作方法为:选取纯净的艾绒放在平板上,用手指捏搓成圆锥形,小者如麦粒大称小炷,中等如半截枣核大称中炷,大者如半截橄榄大称大炷。艾炷灸分为直接灸和间接灸两种,与罐法结合施术称为艾炷灸罐法(图 1 - 14)。

3. 药物 罐法结合药物治疗,称为药罐疗法。由于药罐的具体治疗方法较多,如药煮罐法、药水罐法、涂药罐法、敷药罐

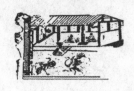
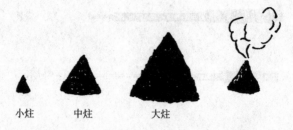

小炷　　中炷　　　大炷

图 1-14　艾炷

法、药蒸汽罐法、药酒火罐法等,因此可选择的药物有药酒、药
膏、散剂、汤剂等,这里不详细叙述,我们将在本章第二节"药罐"
中专门介绍。

(五)其　他

　　准备适量的面粉,对骨突起的吸拔部位、吸附不严密者、形
体瘦弱者、肌肤细嫩的小儿、皮肤起皱的老人,或吸拔时较疼痛
者,可将面粉调水和成湿面团,搓捏成条状,围绕于施术局部的
边缘或垫于罐口上,称为垫罐法。

止血钳

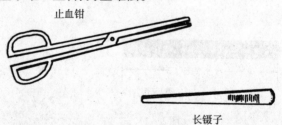

长镊子

图 1-15　辅助用品

　　还需准备长镊子或止血钳 1～2 把,用以夹持酒精棉球点火
排气用(图 1-15)。准备容量 20 毫升以上的注射器(连注射针
头)一副,于抽气罐排气时使用;若要进行水罐、药煮罐的操作
时,还应准备炉具、锅、提壶等用具;若结合火针治疗,还应准备
酒精灯一盏,供烧针用。总之,要在施术前做好一切准备工作,

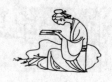

治疗时才会有条不紊、忙而不乱。

第二节　常用拔罐法

拔罐疗法在排气方法、操作方法、使用罐具上常常相互交错,因此在一些概念、分类上也显得较为混乱,为了给读者一个清晰的概念并以临床实用为目的,我们特将其划分为两部分,其界定线在于罐具开始吸拔到皮肤上的操作方法(包括排气方法,以及结合针、药、灸、按摩的操作方法),我们称之为"常用罐法";若罐具已经吸拔在皮肤上之后的罐具再操作方法,我们称之为"常用罐术"。为了使分类合理、概念清楚,且为叙述简便、避免重复,我们在"常用罐法"中,根据排气方法,结合针、药、灸、按摩法的不同性质,又分为"一般罐法"(又称单纯罐法)和"复合罐法"两大类。简单地说,一般罐法是以不同的排气方法归类,复合罐法则是以罐法又结合了其他治法归类,使读者易懂、好用,这一观点贯穿全书。

一、常用罐法

是指将罐具吸拔在皮肤上的操作方法。根据排气方法,结合其他治疗方法的不同,可分为一般罐法(又称单纯罐法)和复合罐法。

(一)一般罐法

1. 火罐　是民间应用最广泛的拔罐方法,因其利用火力排气的原理,故称为火罐,常用罐具为玻璃罐、竹筒罐、陶瓷罐,或其他代用罐。火罐吸拔法有如下几种。

(1)闪火法:用长镊子或止血钳夹住酒精棉球,点燃后,迅速在罐内绕一圈,立即扣在应拔的部位上,即可吸住。无镊子、止血钳器具者,可以自己动手制作,用一根长约 10 厘米的直粗铁

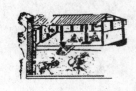

丝,在铁丝的一头缠绕一个小棉球即可;也可用小纸片或火柴闪火排气。要点是:火焰应置于罐底或罐中部,这样有利于排除空气,吸拔力大,又能避免烧热罐口烫伤皮肤。另外,火焰不要在罐里燃烧时间过长,以免烫伤病人。闪火法适用于坐卧各种体位(图1-16)。

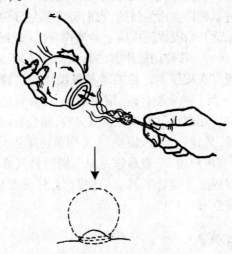

图1-16 闪火法

　　(2)投火法:将质地轻薄、易燃的小纸片如折扇样折叠,长度以略短于罐筒为宜,点燃后投入罐内,不等纸片燃完,迅速将罐扣在施术部位上,并稍加按压(见图1-17)。用点燃的酒精棉球、燃烧的火柴投入罐内亦可。要点为要将燃烧端投入罐里,这样拔罐时才不易烫伤皮肤;燃烧时间也要恰到好处,太早或太迟扣罐均影响吸拔力,一般以在罐内燃烧2秒钟较适宜;扣罐时注意罐口方向与地面平行,即横着拔在施术部位上,若罐口直上直下,投入的火易掉落在皮肤上,灼伤皮肤。本法适宜于侧面横拔体位。

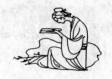

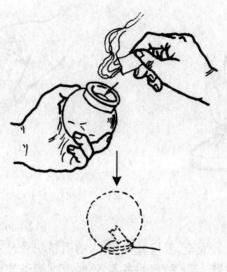

图 1-17 投火法

（3）架火法：民间常自制点火架，用一小块棉布（不能用化纤制品）约 8 厘米见方大小，中间包裹一枚铜钱或硬币，用线紧贴铜钱拴紧，形成毽子形点火架（图 1-18）。施术时先将点火架置于应拔部位，在棉布顶端滴上少许酒精或酒，点燃后，将火罐扣上即能吸拔住。这种拔罐法吸拔力大（图 1-19）。另外，还可选用不易燃烧和传热的物品，如小药瓶中的软木塞，青、链霉素瓶子的橡胶盖等，直径在 2～3 厘米，放在应拔部位上，上置一小酒精棉球，点燃后将罐扣上即可吸拔住。本法适用于病人仰卧位和俯卧位，若施术部位不平，不易将点火架放置稳当时，可在施术部位涂上少许凡士林增加黏附力。点燃后，稍候片刻（约 2 秒钟），待火燃旺时，再将罐扣于上，这样吸拔力较大。

（4）滴酒法：将数滴酒精滴在罐内的底部，然后左右转动几下，使酒精均匀地蘸湿罐子的底部或中间罐壁上，点燃后迅速扣拔在施术部位上（图 1-20）。要点：酒精以体积分数（浓度）为

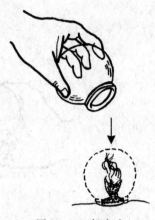

图 1－18　键子形点火架　　　　　　　图 1－19　架火法

95％为宜,燃烧完全,吸拔力大;滴入的酒精切忌过多,以免火焰流溢,烧灼皮肤;滴入酒精的多寡,还要根据罐子的大小而定,一般而言,以 1～3 滴为宜。本法适用于各种坐卧体位施术。

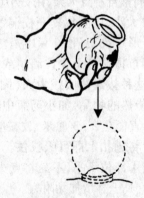

图 1－20　滴酒法

(5)贴棉法:用 1 平方厘米大的棉花一块,不宜太厚,约 0.1厘米即可,略汲酒精,将其贴在罐内壁的中、底部位,点燃后,将罐扣在应拔的部位上即可吸住(图 1－21)。要点在棉花贴在罐

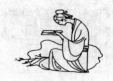

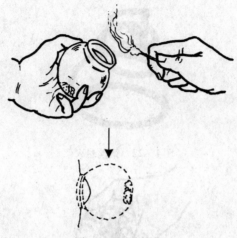

图 1 -21 贴棉法

内壁的中或底部为宜,略汲酒精即可,否则酒精流溢,易烫伤皮肤;拔罐时罐口方向与地面平行,即横拔于施术部位。本法适用于侧面横拔体位。

(6)悬火法:用一根细钢丝,缠绕成螺旋形,底端口径较大(应大于罐口的直径),顶端较小并将顶头钢丝垂直弯下,在末端做一小钩(图 1 -22)。将小钩缠上棉纱,或钩上棉球,施术时将钢丝悬火架挤进罐内,由于钢丝的弹力将其顶着于罐壁上,使其悬于罐内,将酒精滴在棉纱或棉球上,点燃后吸拔于施术部位即可。要点是小钩上的棉纱或棉球要钩紧,不能掉落,否则会烫伤皮肤;滴上的酒精要适量,不可过多。本法适用于任何坐卧体位,成功率高、吸拔力大(图 1 -23)。

2. 水罐 是利用煎煮水的热力排除空气。水罐包括水煮罐法、水蒸气罐法、贮水罐法,通常使用竹罐为多。贮水罐法除了用水蒸气排气法外,临床上还可采用火力排气、抽气排气,因此罐具也可选用玻璃罐、陶瓷罐、抽气罐等。

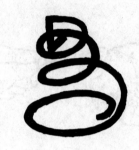

图1-22　钢丝悬火架

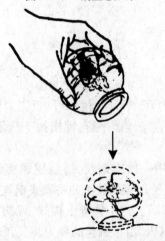

图1-23　悬火法

（1）水煮罐法：将竹制煮罐放入煮沸的水中煮2～3分钟，用长镊子或筷子将罐子底朝上、口朝下夹出，甩去水液，或用折叠的毛巾紧扣罐口，趁热扣在皮肤上，手持罐子约半分钟，使之吸牢。要点一是要注意罐子出水后不能立即直接扣在皮肤上，必须去掉多余的水液，否则会烫伤皮肤；二是注意保持罐内的热气，否则影响吸拔力。将罐从热水中夹出后，用毛巾扪捂罐口的操作方法较好，毛巾能吸去多余的水液，降低罐口温度，保持罐

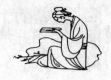

内温度(图1-24)。

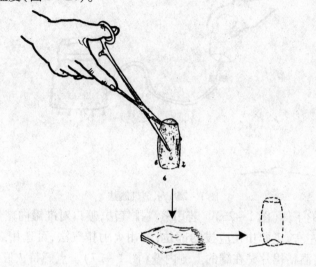

图1-24　水煮罐法

（2）水蒸气罐法：利用煮沸的水蒸气热力排出空气、形成负压的拔罐法。先烧半壶开水，壶嘴上套一塑料软管或橡胶管，长度60~100厘米，以便于操作为宜。当水煮沸后，将罐口对准胶管喷气口，熏蒸3秒钟左右，随即扣在应拔部位上，手持罐子约半分钟，使罐子吸牢（图1-25）。要点为蒸汽熏蒸罐子的时间要掌握好，太短空气排除不完全、吸拔力小，太长则会形成蒸馏水滴，烫伤皮肤。需利用临床机会多加摸索，掌握最佳时间。

（3）贮水罐法：又称为温水罐法，是将约45℃的温水贮进罐内，一般贮水量占罐筒体积的1/3。既具有拔罐的功效，又有温水刺激的作用。排气方法可以采用蒸汽排气法、火力排气法、抽气排气法。因罐中有水，所以要特别注意体位和操作手法，罐具最好选用大号玻璃罐，一则容积大，二则能观察到罐内水的情况。施术部位要先调整成侧面，罐口横向上倾斜，使水液保持在

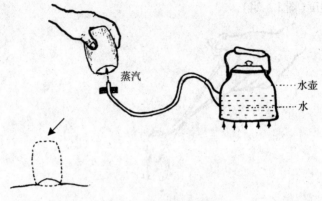

蒸汽

水壶

水

图1-25　水蒸气罐法

罐壁的下侧(图1-26)。若用蒸汽排气法,喷口对准罐内熏蒸3秒钟左右,迅即扣在应拔的部位;若用火力排气法,可选用贴棉法,将酒精棉片贴在罐的上侧内壁(图1-27)。点燃待火旺时,迅即扣罐于应拔部位;若用抽气排气法,先选好抽气罐,注入温水后,可先将罐子按紧在应拔部位,然后抽气排气。总之,贮水罐法要求手法快、稳、准。起罐时,可以先调整施术部位成侧面,然后再起罐;或在拔罐部位的一侧涂上润滑剂,推罐走至罐口朝上时再起罐,以保持水液不溢出。

3. 抽气罐　利用抽气的方法排除罐内空气,形成负压的拔罐法。这种无火排气的方法,较其他方法更为安全、简便。

(1)吸吮抽气角罐法:这是最古老、原始的罐法,利用牛、羊角挖制成罐具,角尖顶端开口,用嘴吸吮抽气,形成负压,然后用半融的蜡或湿面团塞住上孔,即可吸拔住。此法吸拔力小,只有少数偏远地区和一些少数民族地区时有应用。若在顶角小孔处接上排气球,能增加负压力度。

(2)注射器抽气小罐法:因为罐口小于1.5厘米(直径),所

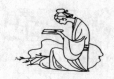

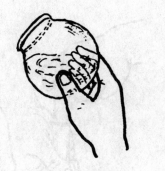

图1-26　贮水罐法

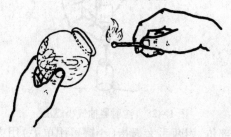

图1-27　贮水罐贴棉法

以多用废弃的青、链霉素小瓶制作,故又称为小罐疗法。将小罐置于应拔的穴位上,取注射器一副(容积20毫升以上),将针头从胶皮塞中插入,抽动活塞,排出罐内空气,即能吸住(图1-28)。也有使用注射针管改进的抽气罐,机理相同。因该罐口径小,吸拔在穴位上时,吸力能集中刺激穴位,治疗的针对性较强。另外,因其吸力小,故特别适宜于小儿或在头面部皮肤娇嫩处施术。

(3)胶囊排气球抽气罐法:采用特定的抽气罐,操作简便。一手将罐扣紧在应拔部位上,一手不断地挤压排气球,当达到所需负压时停止。适用于各种体位。

4.挤压罐　挤压罐是一种特制的橡胶罐具。治疗时,将罐

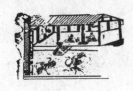

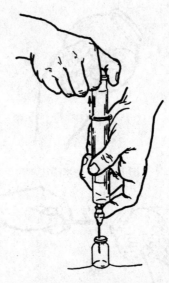

图1-28　注射器抽气小罐法

具扣在应拔部位,用两手大拇指(小罐可用单手)用力下压,挤出罐内空气,压到极限时,罐具自然扣紧皮肤,之后罐具依靠自身的弹力恢复原状,形成负压吸拔住皮肤。要点:挤压罐具时最好将一手的食指或中指垫在罐口与皮肤之间,用力压罐时,罐与皮肤之间的空隙可以使空气跑出,待压至极限,迅速抽出食指,同时将罐具压紧在应拔部位皮肤上,放开手指,罐具即可吸拔住(图1-29)。本法适用于头面、四肢、躯干各部位。

(二)复合罐法

将药物、针法、灸法、推拿手法结合拔罐使用的方法,称为复合罐法。根据不同病证,可以先采用药物、针灸、推拿,再拔罐治疗,或拔罐后再施以药物、针灸、推拿治疗,也可以拔罐与其他方法同时并举,例如:药液煮罐、留针拔罐等,以加强刺激、提高疗效。下面分别论述。

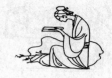

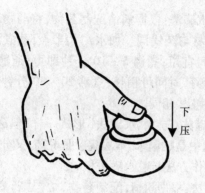

下压

图1-29　挤压罐法

1.**药罐**　拔罐疗法与外用药物治疗结合,称为药罐疗法。一方面药物刺激皮肤,加强拔罐对穴位刺激的功效,另一方面拔罐时负压吸附,毛孔开张,又能促进皮肤对药物的吸收,两者相辅相成。药物的选用因病而异,即患病不同,选取的药物亦不相同。外用药物与内服药物的施治原则基本上是一致的,例如:热毒盛者,可选用金银花、连翘、紫花地丁、蒲公英、板蓝根、大青叶等;气滞血瘀者,选用桃仁、红花、三棱、莪术、延胡索、川楝子、川芎等;寒湿盛者,选用羌活、独活、苍术、桂枝、细辛、薏苡仁、茯苓、防己、草薢等;阳虚者,选用附子、肉桂、小茴、干姜等;阴虚者,选用沙参、麦冬、玉竹、石斛、天冬等;气血不足者,选用党参、黄芪、当归、鸡血藤等。

(1)药煮罐法:根据病情配制药物,将药物装入布袋内,扎好袋口。煮药锅以大砂锅为佳,陶瓷锅、搪瓷锅亦可,铝锅、不锈钢锅可用,铁锅、铜锅不宜。药袋放入锅中,加水适量(水与药的比例约为8:1),煮开20~30分钟(因药而异),加入竹罐同煮约15分钟,按"水煮罐法"施术操作。一般认为此法有药物和拔罐的双重作用。

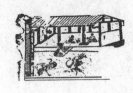
（2）药蒸汽罐法：根据病情配制药物，将药物装袋放入煮药壶内。药壶选材与药锅同。加水约大半壶，药煮沸时间因药而异，解表药时间宜短，煮沸 5～10 分钟即可；通筋活络、温里散寒、活血化瘀等药时间可稍长，煮沸 20～30 分钟为宜。操作方法与"水蒸气罐法"相同。

（3）贮药罐法：与"贮水罐法"形式一样，但罐中贮物不同，"贮水罐法"罐中是贮温水，本法罐中是贮药，又分药液、药酒、药汁的不同。操作方法与贮水罐法相同。

①药液罐法：根据病情，配制药物，常与"药蒸汽罐法"、"药煮罐法"中的药液配合应用。操作方法与"贮水罐法"相同，可以采用火力排气、蒸汽排气、抽气排气等。

②药酒罐法：自己配制药酒，或选用成品药酒，如风湿药酒、跌打损伤药酒等。将药酒倒入罐中，占罐内容积的 1/3 左右，若药酒刺激性较大，可适当对入水液稀释，操作同"贮水罐法"。或用脱脂棉球蘸药酒（需用体积分数为 95％ 的酒精泡制），放入罐底部，点燃后横拔于穴位上。或将药酒（体积分数为 95％ 的酒精浸泡）直接滴入罐中，也可涂擦于罐壁上，点燃后拔罐。

③药汁罐法：民间常应用生药鲜汁（对入适量水分）贮入罐中，进行拔罐治疗，如生姜汁、大蒜汁、辣椒汁等，这类药物刺激性大，作用明显。

（4）涂药罐法：是将有药物成分的药酒、药汁、药乳、药露等涂于应拔部位后再拔罐的药罐疗法。可选用火罐、挤压罐、抽气罐法排气。

①药油罐法：可以自己制备药油剂，以油液（如香油、茶油等）作溶媒，浸泡药物使其可溶成分溶入油内使用；或油煎药物，将药放入芝麻油中置火上加热煎熬，过滤、去渣，使有效成分溶于油内使用；或将含有油脂的药物，通过火炼取油，或蒸馏取油。

（左侧竖排）中国民间拔罐疗法

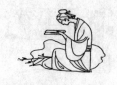

也可选用成品油剂药,如活络油、红花油、风油精、百草油等。药油罐法常与"走罐"方法合并应用,一举两得。

②药酒罐法:选用适宜病情的药酒涂搽后拔罐治疗,尤其适用于风湿痹证、跌打损伤等病证。

(5)敷药罐法:是将药糊、药膏敷贴于施术部位后再拔罐,或拔罐后再敷药的治疗方法。可选用火罐、挤压罐、抽气罐法排气。

①药糊罐法:可以用鲜药捣糊外敷,如生姜、大蒜、鱼腥草、马齿苋等新鲜生药捣成糊状,局部外敷再拔罐,操作时注意外敷的范围要小于罐口,否则吸拔不稳;或拔罐后再外敷。也可以用药物散剂,水调或酒调成糊状外敷,如七厘散、金黄散等。起罐后敷药需用纱布包扎固定,对皮肤刺激性强的药物要注意掌握敷药时间,儿童及皮肤细嫩者要慎用。

②药膏罐法:药膏可以自己炼制,也可以选用成品药膏,如伤湿止痛膏、关节止痛膏、海马追风膏、一枝蒿伤湿膏、狗皮膏等,较为方便。根据情况可以先贴药后置罐,也可以先置罐后贴药。一般而言,敷药罐法,若欲加强拔罐的作用,可以先敷药再拔罐,这样能增加拔罐对穴位的刺激作用;若想加强药物的治疗作用,可以先拔罐后敷药,因拔罐后毛孔开张,腠理疏松,对药物的吸收十分有利。

③面药饼罐法:将面粉用药液、药汁、药酒等(任取一种液体),调和成面糊,做成饼状,或在面粉中加入一些粉状药,然后用药液调成糊状做饼,外敷一定的穴位后,再加拔罐治疗,或药饼外敷与拔罐同时进行。注意面药饼应小于罐口内径。也可将面药饼作为垫罐的衬垫圈,衬垫于皮肤与罐口之间,面药团内缘要小于罐口,外缘要大于罐口,这样可以避免拔罐时的疼痛,防止在骨突起部位、多毛部位拔罐时的漏气。面药饼罐法,有着药

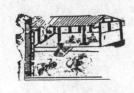

敷和拔罐的双重作用。

2. **针罐** 是指各种针刺方法与拔罐相结合的治疗方法,两者具有协同作用。针刺能增强拔罐之疏通经脉气血、祛除邪气、调理阴阳的效应,拔罐亦能增强针刺对经穴的刺激作用,及对脏腑、气血、阴阳的调整作用,两者相辅相成,适应证广泛。常用针罐法有以下几种。

(1)留针罐法:根据针刺部位选定毫针,进针得气后,将针留置在穴位上,然后加拔罐,起罐后再出针。一般多选用玻璃罐,可以采用火力排气或抽气排气法。要点是毫针选择要适宜,进针后外露部分针体与针柄的长度应小于罐体的高度;针刺深度宜浅不宜深,尤其在胸、胁、背部,恐针尖在拔罐中不慎,引起气胸。留针罐法见图1-30。本法适用于单独使用针刺疗效不佳的顽固痹痛,如陈旧性的筋骨损伤、慢性腰腿痛等。

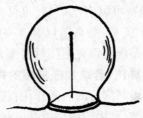

图1-30 留针罐法

(2)出针罐法:选取适宜的毫针,先进行针刺,得气后,不留针,出针后,不按压针孔,立即拔罐于上,有的可吸拔出少许血液或组织液。拔罐方法多采用火罐,亦可用抽气罐、挤压罐等。本法适用于中医的实证,如高热、瘀肿、痛痹等证。

(3)挑刺罐法:选取三棱针、圆利针或大号注射针头作为挑刺工具,以背俞、夹脊穴为主作定点挑刺,或以痛为腧找痛点挑刺,或以脊髓神经节段分布选点挑刺,或选反应点(如压敏点、疹

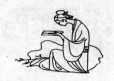

点等)挑刺。

挑刺部位确定后,用碘酒、酒精常规消毒。左手固定挑刺点,右手持针,将针横向刺入穴点皮肤,纵行挑破 0.2～0.3 厘米皮肤,然后将针深入表皮下,挑断皮下白色纤维样物数根(图 1 - 31)。也可先用 5g/L(0.5％)的盐酸普鲁卡因打一皮丘,用手术刀在皮丘上切一小口(0.2～0.3 厘米),再将挑针刺入,挑出皮下白色纤维样物,用刀割断。挑毕立刻拔罐,以选用玻璃火罐为宜,可从针口处吸拔出少许血液和淡黄色组织液,留罐 10～15分钟(图 1 - 32)。

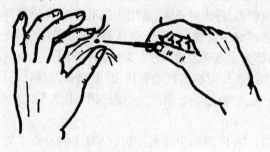

图 1 - 31　挑刺

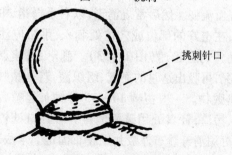

挑刺针口

图 1 - 32　挑刺罐法

挑刺罐法术后当用酒精棉球揩净污渍,针口处用碘酒消毒,

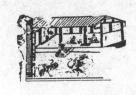

敷上无菌纱布并用胶布固定。注意无菌操作,嘱患者注意保持局部清洁,3～5日不用水洗,以防止感染。对孕妇、严重心脏病、有出血倾向的患者慎用此法。本法适应病证范围较广,疗效可靠,许多急、慢性病证皆可选用,如肩周炎、支气管炎、哮喘、血管神经性头痛、慢性喉炎、胃脘痛、中风偏瘫、颈椎综合征、腰肌劳损、坐骨神经痛、痔疮等。

(4)刺络罐法:选取三棱针,或用注射针头作刺络工具,与罐法结合使用。刺络方法有缓刺、速刺、挑刺、丛刺、围刺、散刺的区别。缓刺者,进出针缓慢,适用于肘部、腘窝部位的浅静脉点刺放血;速刺者,进出针迅速,适用于四肢末端穴位或耳尖放血;挑刺者,挑破细小血管,适用于胸背部、耳后部位放血;丛刺者,在腧穴局部多次点刺放血,或用多根毫针在同一穴位同时刺入;围刺者,围绕病灶周围多次点刺放血;散刺者,古称"豹纹刺",用于病损局部,或循经点刺,刺点呈不规则形,犹如豹之皮纹花斑散布。

刺络疗法,民间称为放血疗法,与罐法结合施术时,一般先用双手在选好的腧穴处做揉、搓、捏、拿、提等动作1～2分钟,使局部充血,气血流畅。然后常规消毒,以右手拇指、中指、食指呈执笔式持针,在选好的部位或穴位处刺入,手法应注意用腕力。除缓刺外,动作均应迅速(图1-33)。刺毕,迅速点火置罐,并观察罐内情况,可吸出适量的血液、组织液,若是脓肿疮毒者,可吸出脓液、腐败物。一般留罐10～15分钟。起罐后,用酒精棉球擦拭积血、污渍,针口处用碘酒消毒。若针口处较大者,如疮痈、丹毒等,可用消毒纱布外敷并用胶布固定。本法适用于病程短、症状较重的实证,如外感发热、中暑、高热神昏、高热惊风、头痛、目赤肿痛、咽喉肿痛、腰扭伤、丹毒、疮痈、疖肿、肝阳上亢型高血压、睑腺炎(麦粒肿)、肢端麻木及各种皮肤病等。

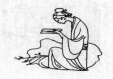

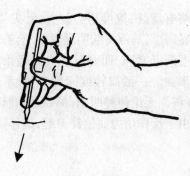

图 1-33 刺络法

(5)火针罐法:是将针(专用火针,或用细三棱针、大号缝衣针代替)在酒精灯上烧红,迅速刺入穴位或病灶部位,然后立即拔罐的方法。

施术时,在选好的部位或穴位处常规消毒,左手拇指、食指将皮肤绷紧固定,针具烧红后,右手指针对准穴位,快速刺入至预定深度后立即拔出,然后置火罐于上吸拔 5~10 分钟。本法适用于寒湿性痹痛、良性结节肿块;对已成脓的疮疡或阴疽、腱鞘囊肿等,具有疏经通络、消肿止痛、排脓祛腐、活血散积的作用。操作时要特别注意避开大血管和脏器针刺;孕妇、年老体弱者禁用;高血压、心脏病、恶性肿瘤患者禁用。术后针口大、有污物者,要清洁创面,碘酒、酒精消毒后,用消毒纱布外敷,并以胶布固定。另外,施术前对患者要做好解释工作,取得患者的同意和配合。

(6)叩刺罐法:乃是运用皮肤针叩刺一定的部(穴)位后,再施拔罐治疗的方法。叩刺拔罐部位,可以在病变局部,或在阳性反应点上,如结节、条索状物、泡状软性物等,也可选取某些穴位或循经叩刺拔罐。皮肤针叩刺强度分为轻、中、重三种。轻度用力较小,针尖接触皮肤的时间愈短愈好,一般病人感觉不痛或稍

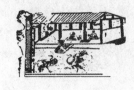

有疼痛感,皮肤略有潮红;重度用力较大,针尖接触皮肤的时间稍长,病人有明显痛感,局部皮肤明显发红,会有轻微的渗血;中度介于轻度、重度两者之间,叩刺时病人有轻微的疼痛感,局部皮肤潮红,但不渗血。一般以轻度叩刺为补,重度叩刺为泻,中度叩刺为平补平泻。无论何种叩刺,都要运用腕部的弹力,使针尖刺到皮肤后,由于反作用力而使针弹起,这样可减轻叩刺时的疼痛。

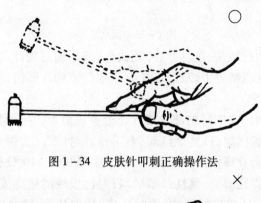

图1-34 皮肤针叩刺正确操作法

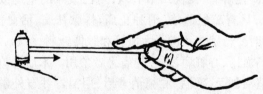

图1-35 皮肤针叩刺错误操作法

　　具体操作方法是先在选定的部位或穴位处消毒,右手握皮肤针针柄,以无名指、小指将针柄末端固定于小鱼际处,以拇指、中指夹持针柄,食指置于针柄中段上面,运用腕力弹刺(图1-34)。速度要均匀一致,不可快慢不一,落针要稳,提针要快,一般以每分钟弹刺60～90次为宜,针尖与皮肤表面呈垂直接触,

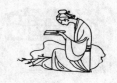

否则为错误操作(图1-35)。刺激时间、强度因人而异,辨证施术。刺毕,立即拔罐,可选用火罐、抽气罐或挤压罐。一般叩刺的范围应小于罐口的内径,拔罐时间以5~10分钟为宜。本法适用于头痛、外感发热、痹证、胸胁痛、痛经、神经性皮炎、网球肘、神经衰弱、胃肠疾病等。

(7)挑痧罐法:是在拔罐后对明显的丹痧进行挑刺治疗的方法。先行拔罐术,拔罐后用体积分数为75%的酒精常规消毒拔罐部位,此时,拔罐部位多呈明显瘀紫的丹痧状,用三棱针或注射针头在丹痧中心迅速挑刺2~3下,以破皮、渗血、渗液为度,不强调挑出纤维组织。挑痧后,用碘酒涂抹针口,可以不加敷料覆盖。本法适用于中医的实热证,如高热、咽喉肿痛、痛经实证、肺热咳喘等。

(8)蜡罐法:蜡罐法又称蜡针法,是针刺后在针尾部套上一个加热的石蜡罐(瓶)。选用长度适宜的毫针,在穴位上进针得气后,将加热的石蜡倒入青霉素小瓶内,置10分钟左右,待小瓶壁上出现毛玻璃状时(此时瓶中央之蜡仍为液体状态),把石蜡瓶倒套在针尾部,瓶口距皮肤1厘米,10分钟后出针去掉石蜡瓶(图1-36),治疗时以皮肤出现红晕为宜。

此罐可加热后反复应用。适用于一切虚证、寒证。严格地讲,本法不属于拔罐法,更确切地说,它是一种温针法,或称温灸法,但在治疗中,本法使用了罐(瓶)疗工具,与罐法有相似之处,故本书将它附于针罐之后,供大家参考。

3. 灸罐 是将艾灸与拔罐相结合的治疗方法。大体分为艾条灸罐法和艾炷灸罐法两种。

(1)艾条灸罐法:是用艾条施灸,然后加拔罐的治疗方法。艾条可选用一般灸条、无烟灸条、药条,或根据病情自己配药制作。

点燃艾条的一端,在选定的穴位处施灸。艾条灸分为温和

第一章 拔罐疗法的常识

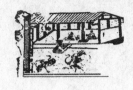

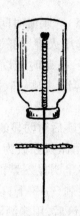

图 1 - 36　蜡罐法示意图

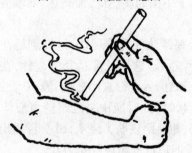

图 1 - 37　温和灸

灸、回旋灸、雀啄灸三种。温和灸是将艾条固定不动地在距皮肤约 3 厘米处施灸(图 1 - 37)。回旋灸是将艾条在距皮肤一定高度,均匀地向左右方向移动或反复旋转施灸(图 1 - 38)。雀啄灸是将艾条像鸟雀啄食一样,一上一下地移动施灸(图 1 - 39)。一般施灸时间为 5 ~ 20 分钟。灸毕,立即在施灸处拔罐。根据病情,可选用火罐、抽气罐、挤压罐,或结合药罐施术,留罐 5 ~ 15 分钟。本法适应证广泛,尤其是对虚寒性病证有较好的治疗效果。

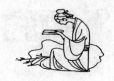

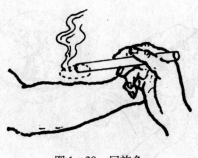

图 1 - 38　回旋灸

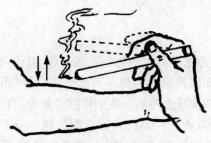

图 1 - 39　雀啄灸

　　(2)艾炷灸罐法:用艾炷施灸后再加罐法治疗。可分为着肤灸罐法和隔物灸罐法。

　　①着肤灸罐法:采用小艾炷放在选定的穴位上,点火后,不等艾火烧到皮肤,当病人感到烫时,即用镊子将艾炷夹去或压灭,连续灸 3 ~ 7 壮,以局部皮肤产生红晕为度。灸毕,立即拔罐于灸处,以火罐为佳。注意:若艾炷在穴位上置放不稳时,可在穴位处涂少许凡士林油膏或蒜汁,以增加黏附力。本法适应于虚寒证较轻者。

　　②隔物灸罐法:在艾炷与皮肤之间衬垫药物施灸,再置罐治疗。根据衬垫物的不同,可分为多种灸法,如隔姜灸、隔蒜灸、隔盐灸、隔面饼灸、隔附子灸、隔药糊灸等(图1 - 40)。

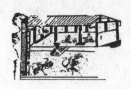

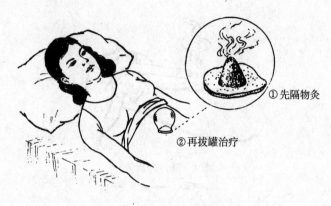

①先隔物灸

②再拔罐治疗

图1-40　隔物灸罐法

　　具体施灸方法是将衬垫物(姜、蒜片等)置于穴位上,上置艾炷点燃施灸,如病人感觉灼热不可忍受时,可将药片向上提起,歇止片刻,或在皮肤上再垫一些纸片继续施灸,直到局部皮肤潮红为止。一般需灸5～7壮,灸后立即拔罐。隔姜灸罐法,虚寒性病证可采用,如腹痛、胃痛、泄泻、关节疼痛等;隔蒜灸罐法,主要用于疮疖、痈毒、肺炎、肠炎等感染性疾病;隔盐灸罐法(指在神阙穴隔盐灸后拔罐),用于急性腹痛、吐泻、痢疾、四肢厥冷和虚脱等证,具有回阳救逆的作用。临证时,可根据具体病证,选取适宜的灸罐方法。

　　4. 按摩罐　按摩罐法是将按摩与拔罐相结合的治疗方法。按摩手法很多,与拔罐法配合应用的主要有按、摩、推、拿、揉、擦、捏、点等法。

　　所谓按法,是用指、掌、肘部在一定的部位或穴位上,逐渐用力向下按压以达到治疗目的的手法(图1-41、图1-42、图1-43)。本法具有行气活血、疏通经脉、导滞止痛、松解拘挛、整骨理筋、矫正畸形的作用。一般认为轻按为补法,重按为泻法。

　　所谓摩法,是用指面或掌面附着于一定部位或穴位作环形

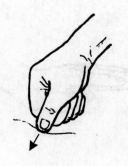

图 1 - 41 指按法

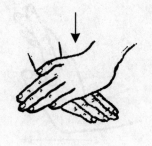

图 1 - 42 掌按法

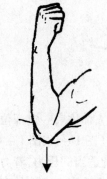

图 1 - 43 肘按法

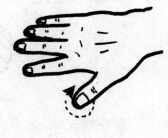

图 1 - 44 指摩法

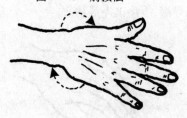

图 1 - 45 掌摩法

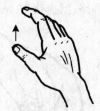

图 1 - 46 指推法

而有节奏的抚摩手法(图 1 - 44、图 1 - 45)。其作用力温和而轻巧,频率以每分钟 100 次左右为宜。本法具有和中理气、活血散瘀、调和营卫、消积导滞等作用。

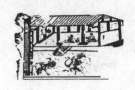

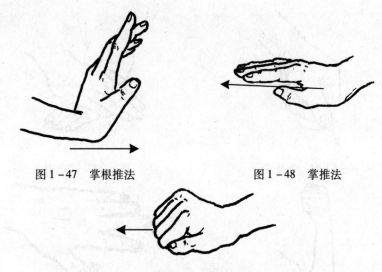

图 1-47　掌根推法　　　　　图 1-48　掌推法

图 1-49　拳推法

所谓推法,是以指、掌、拳等部位着力于人体体表一定部位或经络上,做前后、上下、左右直线推动的手法(图1-46、图1-47、图1-48、图1-49)。手法要轻重适度,保持适当的压力,着力平稳,速度均匀,由慢及快,频率为每分钟50~105次。本法具有疏通经络、活血化瘀、清利头目、开胸导滞、缓痉镇痛等功效。

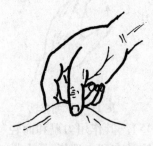

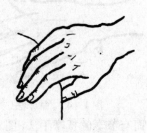

图 1-50　两指拿法　　　　　图 1-51　五指拿法

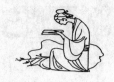

所谓拿法,是用大拇指和食指、中指,或用大拇指和其余四指作相对用力,在一定的部位和穴位上进行规律的提捏手法(图1－50、图1－51)。以指腹着力,提拿方向与肌肤垂直,动作要灵活快速,手法连贯,用力不可呆滞。本法具有祛风散寒、开窍止痛、疏通经络、活血舒筋、解除疲劳等作用。

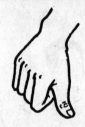

图1－52　指揉法

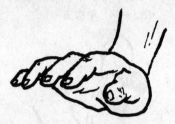

图1－53　掌根揉法

所谓揉法,是用指、掌、拳等部位,在一定的部位或穴位上(指、掌不离开所接触的皮肤),做柔和的旋转运动(图1－52、图1－53、图1－54、图1－55)。本法轻柔和缓,频率较慢,一般每分钟50～90次,刺激量小,适用于全身各部,具有宽胸理气、消积导滞、活血祛瘀、消肿止痛、降逆止呕等作用。

所谓擦法,是用手掌的大鱼际、掌根或小鱼际附着在一定部位,进行直线往复的一种摩擦手法(图1－56、图1－57、图1－58)。操作时动作要均匀连续,用力要稳,频率较快,每分钟可达100～105次。注意治疗时要充分暴露皮肤,并在皮肤上涂抹润滑油(如凡士林、药物油剂等),可防止擦破皮肤。本法常结合走罐法应用。擦法是一种柔和的温热刺激,具有温经通络、行气活血、健脾和胃、祛风散寒、温补元阳等功效,适用于内脏虚损及气血功能失常的病证。

所谓捏法,是用手指挤捏肌肉、肌腱、肢体,手指相对用力,连续移动的一种手法(图1－59、图1－60)。挤捏动作要求循序

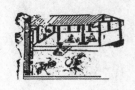

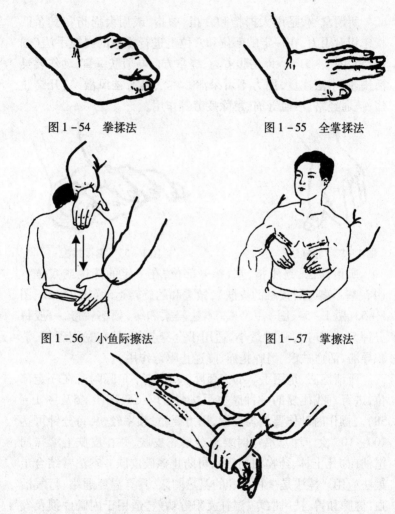

图 1－54　拳揉法　　　　　　图 1－55　全掌揉法

图 1－56　小鱼际擦法　　　　图 1－57　掌擦法

图 1－58　大鱼际擦法

而下，均匀而有节律。本法具有舒筋通络、行气活血、温脾健胃等功效。

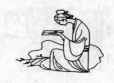

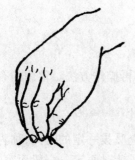

图 1-59　三指捏法

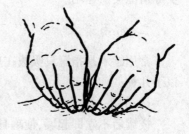

图 1-60　十指捏法

所谓点法,是用手指(常用拇指)或指关节点压穴位,由轻到重逐渐加压的一种手法(图1-61、图1-62)。本法是由按法演变而来,力点小、刺激强。操作时要根据具体情况酌情用力。具有开通闭塞、活血止痛、调整脏腑功能的作用。

在选定部(穴)位处按摩毕后,立即拔罐,选用罐具、罐法视情况而定,可选用火罐、挤压罐、抽气罐等,也可结合药罐、针罐、

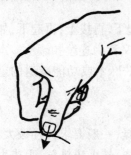

图 1-61　拇指点法

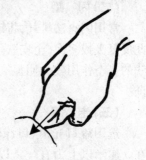

图 1-62　屈食指点法

灸罐等治疗。

复合罐法,可以是两种(其中一种是罐法)方法结合运用,也可以是多种方法结合运用,如针药罐法、针灸罐法、按摩针药罐法等,为了节省篇幅,这里就不一一列举了。临证之际,可根据

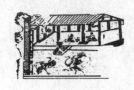
实际情况灵活运用。

二、常用罐术

常用罐术是指罐具吸拔在皮肤上的再操作方法。常用的有以下几种:

(一)留　罐

拔罐后不立即起罐,使罐具在皮肤上吸拔一定的时间,称为留罐,又称为坐罐。留罐时间的长短,视情况而定。一般而言,吸拔力强的大罐留罐时间宜短,吸拔力弱的小罐留罐时间宜长;体质壮实者留罐时间宜长,年老体弱者及小儿留罐时间宜短;肌肤肥厚处(如腰背、臀、股等)留罐时间宜长,肌肤瘠薄处(如头面、胁肋、上肢等)留罐时间宜短;病情轻者,留罐时间宜短,病情重者,留罐时间宜长。一般要求以拔罐处局部皮肤出现潮红、丹痧为度。

(二)闪　罐

常用闪火法排气,将罐子拔上迅即起下,再拔上,再起下,如此反复吸拔多次,至皮肤呈现潮红为止,又称为连续扣罐法。本法的兴奋作用较为明显,常用于局部皮肤麻木或功能减退的虚证。

(三)走　罐

选用罐口光滑、口缘较宽的玻璃罐具,一般要求口径较大,在3厘米以上为宜。常以闪火法、投火法、悬火法排气,吸拔力较大。具体操作方法是在选定的部位,沿经络走向或在疼痛区域,涂上一层凡士林,或液状石蜡,或植物油、药油、香皂液等均可。火罐吸拔住后,左手固定皮肤,右手握罐进行推、拉。向前推时,罐后边着力,左手在后边按紧皮肤;向后拉罐时,罐前边着力,左手在前边绷紧皮肤(图1-63、图1-64)。如此反复,一般

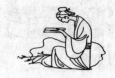

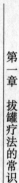

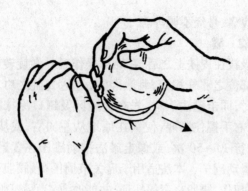

图 1-63 走罐拉法

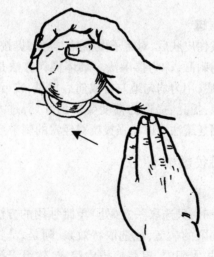

图 1-64 走罐推法

以连续走罐5~7次为宜,直到走罐部位皮肤红紫为度。本法适用于面积较宽、肌肉丰厚的部位,如胸背部、腰骶部、大腿等部位。走罐能疏通经气,改善经络气血的输入转运,使之营养脏腑与肌肤。适用于腰肌劳损、腰背疼痛、下肢麻痹、支气管炎、哮

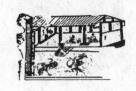

喘、腹泻、腹痛、月经不调等。

(四)旋　罐

罐子吸拔在皮肤上之后,在局部操作罐具做旋转滑动,达到驱散病变部位之邪气积聚,刺激经穴,舒达气血之功,称为旋罐法。操作时,同走罐法一样,先在拔罐区及罐口涂抹润滑剂,火罐吸附后,右手握住罐底,使其在原地从左向右,或从右向左旋转,反复进行 30～50 次;或像走罐法推动罐子在置罐腧穴及周围处旋转滑动罐子。本法适用于肩关节周围炎、腰肌劳损、膝关节疼痛、腰扭伤、膈肌痉挛等病证,并能改善心、肾等脏器的供血情况。

(五)摇　罐

罐子吸拔住皮肤后,对罐子做摇晃、震颤、提按等动作,加强对吸拔部位的刺激,称为摇罐法。具体操作方法是罐子吸拔住后,右手握罐底,用力均匀地左右或前后摇晃,或行上下提按、震颤手法。注意:摇晃、提按的幅度要恰到好处,过大会使罐口漏气。正确使用摇罐法可以增强拔罐对经穴的刺激量。

三、常用拔罐罐术(法)

(一)单　罐

是指治疗时,只选取一穴(处)单罐独用的方法。适用于病变范围比较局限的病证,或选取特效穴、阿是穴。如:牙痛拔颊车穴,偏头痛拔太阳穴,胃脘痛拔中脘穴,软组织扭挫伤拔阿是穴,皮肤病、疮疡等拔病损部位。临证时根据具体情况选用。

(二)多　罐

即治疗时,采用多只罐子并用的方法,适用于病变范围比较广泛、患处肌肉丰满的病证。可在病变部位吸拔数个乃至 10 个以上的罐子,又称为"排罐法"。如某一肌束劳损时,可按肌束位

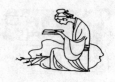

置成行排列拔罐,坐骨神经痛可按神经走向排罐,风寒湿痹则循经排罐等。多罐是罐法中应用最广泛的,无论是辨证取穴,还是循经取穴,抑或是吸拔阳性点、病变区域,都常用多罐治疗。临床上使用多罐还有"密排法"、"疏排法",排成一字形、品字形、梅花形、长蛇形等, 可视具体情况灵活运用。

(三)滚 罐

是将玻璃罐或陶瓷罐等罐具,在酒精灯上烤热,用来滚熨局部,达到温经通络、活血行气、祛散病邪的目的。实质上它是一种热熨方法,但由于操作中是以罐具作为温熨工具,又常与拔罐配合应用,故将其放于此篇中一并介绍,供读者参考。本法适用于风寒感冒、面瘫、风寒湿痹、虚寒性胃痛、腹痛、痛经等病证。

第三节　罐疗的作用及适应证

一、拔罐的治疗作用及适应证

拔罐疗法与针灸治疗的作用机理,可以说是基本相同的,它们都是通过刺激人体皮部、穴位,激发经络功能而发挥作用的,只是刺激的手段不同。拔罐疗法是利用负压原理,使局部受到吸吮,毛细血管扩张、充血,使皮部、经穴受到刺激,从而达到调整阴阳、扶正祛邪、疏通经络、行气活血等目的,使失调的脏腑、器官、组织功能得以恢复。拔罐疗法的作用和适应证非常广泛,内、外、妇、儿、五官、皮肤各科的许多疾病均可应用罐法治疗。罐疗的作用和适应证归纳起来有如下几个方面:

(一)疏风解表,散寒逐痹

风、寒、暑、湿、燥、火,称为"六气",是自然界六种不同的气候变化。在正常情况下,它们是万物生长的条件,对人体有益无害。但是,六气太过或不及,或当人体正气不足,抵抗力下降时,

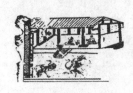
六气就成了致病因素,称为"六淫"。六淫是外感病的致病因素,一般是由表及里、由外而内,侵犯人体发生疾病的。外邪侵袭人体,肌表郁闭,营卫失调,经脉不通,甚则影响内脏功能,出现头痛、咳嗽、发热、胃痛、呕吐、腹泻等病证。拔罐疗法通过吸拔穴位,能祛风散寒,疏经通络,调和营卫,以达到驱邪外出的目的,故拔罐疗法对外感疾病,尤其是风、寒、湿邪所致的各种病证,有较好的疗效。

(二)行气活血,疏通经络

经络系统,是由经脉和络脉组成,它"内属于腑脏,外络于肢节"(《灵枢·海论》)。经络是运行全身气血,联络脏腑肢节,沟通上下内外的通路。经络能够沟通表里上下,联系脏腑器官,从而使脏腑与外周肢节、脏腑与五官九窍、脏腑之间、经脉之间,彼此紧密联系,形成一个表里、内外、上下协调共济的统一体。经络能够通行气血、濡养脏腑组织、调节机能平衡。故当人体发生疾病时,出现气血不和及阴阳偏盛偏衰的症候,即可以运用拔罐的方法,以激发经络的调节作用,行气活血,疏通经络,调整脏腑功能,使人体重新达到"阴平阳秘"。这也是拔罐疗法为什么能够广泛应用于治疗各种病证的主要原因。

(三)拔毒泄热,消瘀散结

拔罐疗法,通过负压对局部的吸拔,使毛细血管扩张,血管壁的通透性增强,从而使气血疏通,瘀滞消散,故有消肿止痛、拔毒泄热、消瘀散结的作用,适用于虫蛇咬伤、外伤瘀肿,及各种外科疖肿、皮肤病。对于痈疽已化腐成脓者,或毒邪较盛的病证,施用针罐法,拔毒泄热作用更明显,还可以托毒排脓,减少全身毒性反应,促进创面愈合。

(四)调畅气血,改善功能

脏腑通过经络与体表肢节、五官九窍发生联系,拔罐可以通

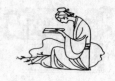

过对体表经穴的刺激,激发经络的作用,调整经络气血的功能活动,从而达到改善脏腑功能、治疗疾病的目的。如咳嗽、哮喘患者,可以吸拔中府、肺俞、膻中穴,有宣肺、止咳、平喘之功;长期消化不良的患者,可以吸拔脾俞、足三里等穴,有健脾消食之功;慢性腹泻患者,可以吸拔天枢、脾俞、胃俞等穴,有调理胃肠、健脾止泻之功。因此,脏腑机能失调的病证,均可采用拔罐疗法治疗,拔罐疗法具有调畅经络气血、改善脏腑功能的作用。

二、各种罐法的作用及适应证

拔罐的方法很多,施用的罐具也有所不同,但就拔罐的基本作用而言是一致的,都是利用负压对人体局部的吸吮,使毛细血管、神经末梢等受到刺激,激发血管、神经、体液活动,从而起到疏通经络、行气活血、调节阴阳平衡、调整脏腑功能等作用。因此,内、外、妇、儿、五官、皮肤科各种疾病都可以选用相同或不同的拔罐方法来治疗。为了便于读者较好地掌握运用罐法治疗和预防疾病的方法,根据各种罐法的特点,以及临床病证的特点,结合我们的经验,将各种罐法的作用及适应证归纳如下:

(一)火 罐

火罐是采用火力排气而吸拔在皮肤上的方法,可以选用玻璃罐、陶瓷罐、竹筒罐或其他代用罐施术,是人们常用的拔罐方法。由于采用火力排气,拔罐时不仅对皮肤有吸吮作用,罐口和罐中还有一定的温热作用刺激皮肤,因而具有疏风解表、散寒逐痹、行气活血、消瘀散结、改善功能等多种作用,适用于各种病证,常用于感冒、头痛、肩背痛、腰腿痛、发热、咳嗽、哮喘、胸痛、心悸、失眠、胃痛、腹痛、胁痛、泄泻、便秘、痛经、月经不调、带下、肥胖、外伤瘀肿、风疹、疮疡、顽癣等病证。治疗时一般选择痛点或病变局部施以拔罐术,可采用单罐或多罐的方法。若结合脏

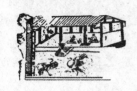

腑、经络理论进行辨证施治,选取特定穴或特效穴进行拔罐治疗,则疗效更佳。

火罐中尤以玻璃罐应用最为广泛,因其形如球状,口小肚大,罐口厚实而圆滑,质地透明,可以观察拔罐时罐内皮肤瘀紫程度及刺血拔罐的出血量等,故寒、热、虚、实证均可用之。玻璃罐既可以单独运用,也常在针罐、药罐等复合罐法中结合三棱针、皮肤针、火针及各种不同的药物进行治疗。例如:在人体背部走罐,治疗脏腑病、项背痛、腰腿痛;在腿部走罐,治疗风寒湿痹或肌肤麻木不仁等;或作为一种保健方法在背部走罐,以疏导气血,调节脏腑功能,玻璃罐都是首选的拔罐工具。我们在实践中体会到:玻璃罐烧热后在皮肤表面滚动的"滚罐"术(见本章"常用拔罐法"),对于风寒感冒、面瘫、背心冷痛、风寒湿痹、虚寒性胃痛、腹痛等,有特殊的疗效;若遇高热,则应泄火清热,最好的方法是用皮肤针叩刺大椎穴,或用三棱针点刺大椎穴,然后再加拔罐;对于外伤瘀肿数日不散者,若用三棱针或注射针头在局部点刺后拔罐,往往收效神速。这些刺血拔罐方法在操作时一般都选用玻璃罐。久病痼疾在背部走罐后,挑破阳性反应点并用艾条灸之,有善起沉疴之功,这种方法中玻璃罐也发挥了其特有的作用。

(二)水 罐

水罐主要是用水蒸气的热力排除罐中空气而吸拔在皮肤上的方法,较常用的是竹罐水煮法和贮水罐法(见本章"常用拔罐法")。

竹罐水煮法因罐口和罐内均有一定的热度,具有温经散寒、疏风通络的作用,比较适合于虚寒性疾病,如虚寒性胃痛、呕吐、腹痛,以寒湿为主的痛痹等,若能结合一些辛温散寒、祛风通络的中药煎煮竹罐后拔罐,则疗效更佳。

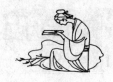

贮水罐法既可用温水,也可用药水、药液贮于玻璃罐、陶瓷罐、抽气罐中,采用火力排气、蒸汽排气或抽气排气的方法,将罐子吸拔在皮肤上。这种方法除了有罐具的吸拔作用外,还兼有温热和药物对皮肤的刺激作用,适用于虚寒性疾病和部分疑难病证。由于操作不大容易,一般临床使用较少。

(三) 抽气罐

抽气罐是用抽气的方法排除罐内空气,形成负压吸拔于皮肤上的无火排气方法,操作更为安全、简便。中国古代很早便有用兽角制作成罐具,用嘴吸吮抽气排出脓血,治疗疮疡疔毒、毒蛇咬伤等。在一些少数民族地区,至今仍保留有这种传统的治病方法。兽角抽气罐主要有拔毒排脓、消瘀散结的作用。

近来在罐具改革中比较多见的抽气罐类,有用针药瓶、注射针管改进的小抽气罐,也有用塑料或有机玻璃罐与胶囊排气球结合制作的胶囊排气球抽气罐。这些罐具操作简便,施术范围广,易控制刺激量,除了有拔毒消瘀作用外,还具有疏风通络、行气活血、调节机能等作用,适应证更为广泛。由于罐口较小,压力又可人为控制,故适用于头面、四肢等皮肉浅薄处,对小儿也比较适用,还适宜作为科学研究观察之用。

(四) 挤压罐

挤压罐是近年来新出现的罐疗工具,其取材及操作都别具风格。它由橡胶制成,操作时用单手或双手挤压罐顶排气,使罐具吸拔在皮肤上(见本章第二节)。挤压罐经得起摔打,操作极为简便,使用安全,大小规格均有,适用于人体很多部位。挤压罐的治疗作用及适应证与火罐相似,不仅可以在人体胸、腹、背、腰部施用此罐,而且在四肢关节、头面部位也可以施用此罐,因此,挤压罐不失为治疗与保健的优质罐具。但是,挤压罐的罐口及罐中缺少温热对皮肤的刺激作用,这是否对某些病

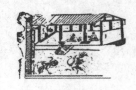

证的疗效有一定影响,目前尚无定论,有待长期临床的观察、研究、总结。

（五）复合罐

复合罐是将罐法与药物、针法、灸法、推拿手法结合运用的方法。根据病情,可以采用一种或多种方法结合罐法运用,罐法既可以置于其他方法前后施用,也可以与其他方法同时并用。这是中医外治方法的综合运用,加强了对人体的有效刺激作用,能够大大提高治病效果。

三、拔罐疗法的现代研究

近年来对于罐法的医学和实验研究,证实了罐疗方法的科学性。

拔罐时,由于罐内形成负压,吸力极强,从而使局部组织高度充血(局部的毛细血管破裂,血液溢入组织间隙),出现自身溶血现象,红细胞受到破坏,大量的血红蛋白释出,造成一种良性的刺激作用。加之火罐、水罐的温热刺激,药罐的药物刺激等,使神经系统的末梢感受器、皮肤感受器、压力感受器受到刺激,通过传入神经纤维传至大脑皮质,从而发生反射性兴奋,借以调节大脑皮质的兴奋与抑制过程,使之趋于平衡。

拔罐对于皮肤也有一种温热刺激的作用,尤以火罐、水罐、药罐、走罐最为明显,它可以促进局部血液循环,增强新陈代谢,加速体内的毒素、废物的排泄。

拔罐后,真皮结缔组织中的单核吞噬细胞、肥大细胞、白细胞等立即动员或激化,参加相应的特异性或非特异性免疫,并能维持相当长的一段时间。如组织胺、肝素、慢反应物质等的释放和吸收,使血管扩张,白细胞渗出,免疫淋巴细胞活化,多种抗体和淋巴因子释放,帮助机体抵抗病害,促进机体的恢复。

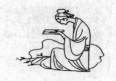

拔罐的多种刺激作用于皮肤、穴位,通过多种神经感受器,反射到相应神经节段的内脏或中枢,加之腧穴通过经络与脏腑的特有联系和作用,达到调节脏腑功能活动的目的。

实验证明,拔罐疗法还具有调节汗液的排泄、调节体温、刺激代谢、参与免疫等作用。另外,拔罐在负压、温热等刺激下,使局部毛孔、汗腺开放,血管扩张,血液循环加速,有助于药罐法中药物的吸收,在罐疗的同时,还可以发挥药物的效应。

第四节　拔罐疗法的取穴原则及补泻方法

一、拔罐疗法的取穴原则

拔罐疗法在选取腧穴时,单罐治疗一般多选取特效穴,或局部取穴;多罐治疗一般以经络学说为指导,以循经取穴为主,同时要结合病证反应局部取穴或对症取穴;另外,可根据证情选取特定穴,如五输穴、背俞穴、募穴、八会穴、郄穴等。这是拔罐疗法取穴的基本规则,可以单独实施或结合应用。

(一)循经取穴

循经取穴是以经络理论为依据的取穴方法,某一经络或脏腑有病,就选该经脉或所病脏腑本经腧穴,也可取表里经、同名经或其他经脉的腧穴配合使用。例如:胃痛吸拔足阳明胃经的足三里、梁丘穴,心绞痛吸拔手厥阴心包经的郄门、内关穴,腰背痛吸拔足太阳膀胱经的殷门、委中穴等,是属于本经取穴范畴,也就是哪一脏腑经络有病,就选哪一经的有关腧穴治疗。还可以表里经取穴,例如:脾虚泄泻,吸拔足阳明胃经的足三里穴,咳、喘等肺部疾患,吸拔手阳明大肠经的合谷穴等,是表里经配合取穴的应用。也可以手足同名经取穴,例如:心悸、怔忡,吸拔足少阴肾经的太溪、照海穴,肝病胁痛,选取手厥阴心包经的内

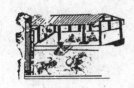

关穴,便秘,选取足阳明胃经的天枢、上巨虚穴等,属于同名经配合取穴的应用。

(二)局部取穴

局部取穴是根据每一腧穴都能治疗所在部位的局部或邻近部位的病证这一特征,选取病证局部或邻近的腧穴施以拔罐治疗的方法。例如:胃痛吸拔中脘、梁门穴,胸痛、咳喘,吸拔膻中、中府穴,偏头痛吸拔太阳穴等。局部取穴还包括在体表可见的病损部位,选取阿是穴或其他阳性点,或在病损区域进行拔罐治疗,如扭挫伤的局部瘀肿处,痈疖的病损局部,腰背疼痛的局部压痛点,各类阳性点、面等的局部拔罐,都属于局部取穴的范畴。这种取穴方法常常是针罐、灸罐等结合起来运用。

(三)随证取穴

随证取穴,亦称为对证取穴或辨证取穴。它是根据中医理论和腧穴的特殊功效提出的,与循经取穴和局部取穴有所不同。循经取穴和局部取穴是以病痛部位为依据选穴施治,但对一些全身性证候,如发热、虚衰、癫狂等并不能完全概括。可采用临床常用的、疗效肯定的一些穴位对证取穴。例如:发热吸拔大椎、曲池、合谷穴,身体虚衰吸拔关元、气海、命门、足三里等穴,心前区痛闷吸拔至阳穴等,都属于对证取穴范畴。根据《难经》提出的"腑会太仓(即中脘穴),脏会季胁(即章门穴),筋会阳陵泉,髓会绝骨,血会膈俞,骨会大杼,脉会太渊,气会三焦外一筋直两乳内(即膻中穴)"的理论,说明这些腧穴往往与某一方面的病证密切相关,临床也可作为对证选穴的依据。例如:血虚或慢性出血患者可以在膈俞穴拔罐,五脏病证可以配合章门穴,六腑病证可以配合中脘穴拔罐等。

(四)取特定穴

特定穴是指人体十四条经脉中具有某种特异性治疗作用的

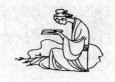

腧穴。这些穴位在临床应用时与其他取穴方法配合使用,能显著提高疗效。常用的有五输穴、俞穴、募穴、原穴、络穴、八脉交会穴、八会穴、下合穴、郄穴,但拔罐疗法最常选用的是俞穴、募穴、八会穴和下合穴。

表1-1　俞穴募穴表

肝俞(足太阳经)——肝——期门(足厥阴经)		
心俞(足太阳经)——心——巨阙(任脉)		
厥阴俞(足太阳经)——心包——膻中(任脉)		
脾俞(足太阳经)——脾——章门(足厥阴经)		
肺俞(足太阳经)——肺——中府(手太阴经)		
肾俞(足太阳经)——肾——京门(足少阳经)		
俞穴　　大肠俞(足太阳经)——大肠——天枢(足阳明经)　　募穴		
小肠俞(足太阳经)——小肠——关元(任脉)		
三焦俞(足太阳经)——三焦——石门(任脉)		
胆俞(足太阳经)——胆——日月(足少阳经)		
胃俞(足太阳经)——胃——中脘(任脉)		
膀胱俞(足太阳经)——膀胱——中极(任脉)		

1. **俞穴和募穴**　俞穴是脏腑经气输注于背部的穴位,募穴是脏腑经气汇集于胸腹部的穴位。在诊断疾病时,根据体表俞、募穴出现的阳性反应(包括压痛、结节、条索状物等),可以推知相应脏腑的病变。在治疗方面,当某一脏或腑有病时,可取所属的俞、募穴拔罐。例如:脾虚泄泻,可以取脾的俞穴脾俞和募穴章门;咳嗽、胸闷、气紧等肺部疾患,可以取肺的俞穴肺俞和募穴中府。俞、募穴单独应用时,五脏疾病多取其相应的俞穴,六腑疾病多取其相应的募穴。俞募穴还可以用于治疗与其脏腑相联属的组织器官之病证。例如:肝开窍于目,目疾可以取肝俞穴;肾开窍于耳,耳疾可以取肾俞穴。人体俞募穴各有12个。详见表1-1。

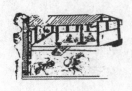
2. 八会穴　即脏、腑、气、血、筋、脉、骨、髓的精气聚会之处。八会穴与其所属的八种脏器组织的生理功能有着密切关系,如章门为脏的会穴,因为五脏精气皆禀于脾,是脾的募穴;中脘为腑的会穴,因为六腑精气皆禀于胃,是胃的募穴;膻中为气的会穴,因其为宗气所聚之处,为心包的募穴;膈俞为血的会穴,因其位于心、肝两俞穴之间,心主血、肝藏血的缘故等。因此,在临床应用时,凡脏、腑、气、血、筋、脉、骨、髓的病变,都可以取其聚会的腧穴进行拔罐或针灸治疗。

八会穴为:脏会——章门;腑会——中脘;气会——膻中;血会——膈俞;筋会——阳陵泉;脉会——太渊;骨会——大杼;髓会——绝骨。

3. 下合穴　又称六腑下合穴。它是根据《内经》中"合治内腑"的原则提出的。其理论依据始见于《灵枢·本输》:"六腑皆出足之三阳,上合于手者也。"下合穴是治疗六腑病证的主要穴位,《素问·咳论》说:"治腑者治其合"。例如:足三里治疗胃脘痛,下巨虚治疗泄泻,上巨虚治疗肠痈、痢疾,阳陵泉治疗胆病,委阳、委中治疗三焦气化失常而引起的癃闭、遗尿等。下合穴共6个,详见表1-2。

表1-2　下合穴表

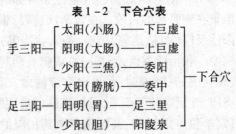

二、拔罐疗法的补泻方法

中医认为疾病的进程,就是不两立的正气与邪气双方互相斗争的过程。邪正斗争的胜负,决定着疾病的进退。邪胜于正

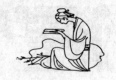

则病进,正胜于邪则病退。因而治疗疾病,就是扶助正气、祛除邪气,改变邪正双方的力量对比,以有利于疾病向痊愈方向转化。《素问·通评虚实论》说:"邪气盛则实,精气夺则虚。"其治疗方法,《灵枢·经脉》指出:"盛则泄之,虚则补之,热则疾之,寒则留之,不盛不虚,以经取之。"因此,拔罐疗法根据这一原则,大体上可分为补法、泻法和平补平泻法三种。

(一)补 法

"虚则补之",补法即是补虚的方法,它能扶助正气,增强体质,提高机体抗御外邪的能力,适用于以正气虚为主要矛盾,而邪气也不盛的虚证。拔罐的补法,一般选用小罐或中罐,轻拔(吸拔力小),疏排,顺经走罐,刺激量小,留罐时间不宜太长。例如:阳气不足的虚寒性腹痛、便溏、畏寒、肢冷等,可选用中小号罐,吸拔力中等,取穴稀疏排罐,拔罐部位能充血见到红印即可,以达到温通经络、助阳散寒的治疗效果。还可酌情选用灸罐、药罐、滚罐等配合应用。

(二)泻 法

"实则泻之",泻法即是祛邪的方法,它能祛除病邪,使邪去正安,适用于以邪实为主要矛盾,而正气未衰的实证。拔罐的泻法,一般选取大罐或中罐,重拔(吸拔力大),密排,逆经走罐,刺激量大,留罐时间较长。例如:邪郁肌表,表邪盛者,出现发热、恶寒、头身疼痛等,可选用大罐或中罐,重拔留罐,以皮肤出现瘀紫为度,可以发表散寒;热实之证,还可结合针罐、放血或叩刺,大罐吸拔,以泻邪热。

(三)平补平泻法

"不盛不虚"即是虚实不明显的疾病,拔罐时可采用平补平泻的方法。平补平泻法介于补、泻方法之间,选取中罐或小罐,吸拔力适度,刺激量以局部皮肤达到充血出现红色为宜,临床应

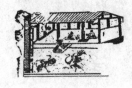

用较多。

要达到补虚泻实的效果,除了要注意以上提到的拔罐方法外,还应结合腧穴的特性,考虑取穴和操作。一般而言,刺激腧穴对人体具有良性调节作用,刺激其穴位就能疏通经络,调理气血,调整脏腑功能。但有些腧穴更适宜补虚,多用于虚证,如关元、气海、命门、大椎、足三里等穴,若拔罐或用灸罐、药罐,具有补益气血、强壮身体的作用;有些腧穴更适宜泻实,多用于实证,如十宣、涌泉、少商、大椎、丰隆等穴,针、罐结合运用,具有泻热开窍、降气化痰的作用。为了提高拔罐疗法的临床疗效,我们不仅要学会拔罐的一般操作,还应结合中医理论,注意辨证,选取有效腧穴,正确地施用补泻手法。

第五节 拔罐疗法的注意事项

一、拔罐前准备

拔罐治疗前,要做好各项准备工作,包括体位的选择、罐具的准备和处理施术部位等。

(一)体位选择

拔罐治疗时,病人体位是否合适,直接影响拔罐的效果。一般来说,体位是以舒适安稳、肌肉放松、拔罐部位充分暴露、便于操作为宜。临床常用体位有以下几种:

1. 仰卧位　适用于胸、腹、下肢的前部取穴操作(图1-65)。

2. 俯卧位　适用于背、腰、下肢的后部取穴操作(图1-66)。

3. 侧卧位　适用于胸、腹、腰、背、下肢的前后及侧部取穴操作(图1-67)。

4. 仰靠坐位　适用于头面、前胸、肩臂、腿部的取穴操作(图1-68)。

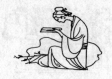

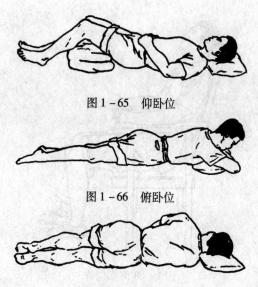

图 1－65　仰卧位

图 1－66　俯卧位

图 1－67　侧卧位

5. 俯伏坐位　适用于后项、肩背部的取穴操作(图 1－69)。

6. 侧伏坐位　适用于面颊等部位的取穴操作(图 1－70)。

(二)罐具准备

罐具的准备是根据病情、拔罐部位、使用罐法来决定的。需要排罐的,要准备多个罐子。罐子的大小,视具体情况而定,补虚宜选中、小罐,泻实宜用大罐;拔罐部位在胸、腹、背部肌肉肥厚平坦处,可选用中、大罐,在四肢、头面部肌肉瘠薄处,选用小罐或中罐;肌肤细嫩的小儿、妇女宜用小罐。使用的罐法不同,选取罐具也有区别,煮罐法(包括水煮罐、药煮罐法)只能选用竹罐,走罐宜选用口缘宽厚的玻璃罐,复合罐法要准备针具、药物、艾灸等材料。另外,常规消毒用品,如酒精、碘酒,消毒的棉球、棉花棒、纱布等,以及拔罐的辅助用品,如酒精灯、润滑剂、长镊子、火柴等物品,都要事先准备好。

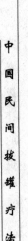

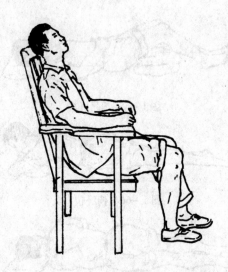

图1-68 仰靠坐位

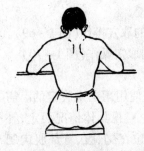

图1-69 俯伏坐位

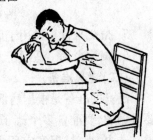

图1-70 侧伏坐位

（三）处理施术部位

拔罐部位选定之后，对有些施术部位要进行特殊的处理，例如：选用走罐、旋罐法，要在皮肤上涂抹润滑油；选用针罐法，皮肤要消毒；对施术部位皮肤凹凸不平，或有痈疮、溃疡等，宜采用面垫罐法；皮肤干燥、皮下脂肪少者，应先用热毛巾湿敷后再拔罐；对于毛际部位，或毫毛粗密的部位，若采用拔罐法，要先剃除

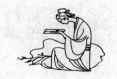

毛发,或用凡士林、面垫罐法施术;皮肤娇嫩的小儿,可先在其皮肤上贴一层蘸湿的纸再拔罐,这样能避免损伤皮肤;肌肤消瘦、骨突部位拔罐,在罐口上涂抹一层凡士林,能减轻拔罐时的疼痛和防止漏气。

二、留罐时间及疗程

留罐的时间决定着刺激量的大小,一般而言,要视具体病情、体质年龄、施术部位等情况而定。若病情重、病位深及疼痛性、麻痹性疾病,留罐时间宜长,病情轻、病位浅则留罐时间宜短;年轻体壮者,留罐时间可长,年老体弱、小儿,留罐时间宜短。腰背、臀部等肌肉肥厚处,留罐时间可长,头面、四肢、胁肋部等肌肉瘦薄处,留罐时间宜短;大罐留罐时间宜短,小罐留罐时间可长;夏季气候炎热时,留罐时间宜短,冬季气候寒冷时,留罐时间可长。总之,留罐时间应视具体情况而异,还可根据患者的感觉、罐疗中出现的局部反应而定,一般拔罐要求局部出现潮红、丹痧或紫红色瘀斑,甚或局部略感胀痛为度。出现以上反应需要 10~20 分钟的留罐时间。

拔罐的疗程也是根据疾病性质和病情轻重的不同而确定的。急性病、病重者,可以每日 1 次,或 1 日 2~3 次(选用不同穴位);慢性病、病轻者,可以每日 1 次,或隔日 1 次。一般以 5~7 日为 1 个疗程,1 个疗程之后,休息 3~5 天,再进行第 2 个疗程治疗。

三、起罐方法及拔罐后处理

起罐,又称脱罐,是将吸拔在皮肤上的罐子取下来的方法。火罐起罐时,以一手握罐,稍向一侧倾斜,一手以手指按在罐边缘一侧的皮肤上,手指用力下压的同时,握罐之手朝倾斜方向拉

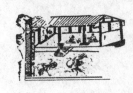

罐,使罐口漏气,负压消失,罐子即脱落(图1-71)。起罐时千万不能生拉硬扯,以免损伤皮肤。一般来讲,起罐方法都相同。

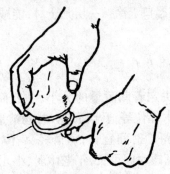

图1-71 起罐

挤压罐起罐时,中、小罐用双手大拇指用力下压,大罐用单手掌根用力下压,使罐内负压消失,稍向一侧倾斜罐具,使罐具与皮肤形成空隙,罐具自然脱落(图1-72)。

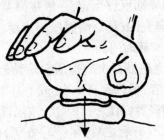

图1-72 挤压罐起罐法

抽气小罐起罐时,可以用火罐起罐法,也可以用空针,或唧筒向罐内注射空气,使负压消失(图1-73)。

贮水、贮药罐,因罐中有水液或药液,起罐时尤须注意,避免水、药液外溢,污染衣物。一种方法是起罐时先调整患者体位,使罐口由原来的向下,调整为横向或向上的位置(见图1-74)

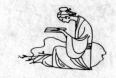

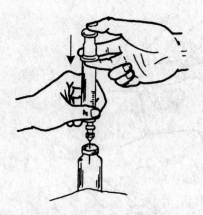

图1-73　注射空气起罐法

再起罐,水、药液方不至于溢出。另一种方法是通过移罐来起罐,即在拔罐的一侧涂抹水液或润滑油等,将罐具从罐口向下推拉移至横向,或朝上的位置,再行起罐,保持水、药液在罐内不外溢(图1-75)。

　　总之,起罐时用力要适当,动作要轻柔,任何会给患者造成疼痛、损伤的起罐操作都是不当的,应该严格避免。

　　起罐后,局部出现丹痧、瘀紫,甚至水泡都属于正常现象,中医还常常借此推断病证。如拔罐后印痕紫黑或丹痧明显,一般提示寒湿较重,或患有瘀血证;印痕深红、发紫,触之微痛,身体发热者,提示热毒较重;印痕淡红,或微红,提示气血不足;皮色不变,触之不温者,提示为阳虚之象;拔罐区出现皮纹、似癣样,提示风邪为患;起罐区出现水泡、水肿,或水汽过多,提示水汽为病或湿邪较盛。治疗过程中,如果这些印痕、异常感觉和反应等逐渐减少、消失,则提示病情逐渐减轻、好转或痊愈。

　　拔罐后局部出现的印痕,一般情况下不需做特殊处理,几天后可自行消失。若结合针罐中的挑刺、叩刺、挑痧、刺络等罐法,

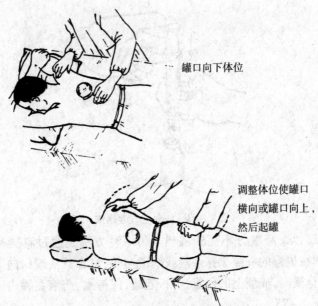

罐口向下体位

调整体位使罐口
横向或罐口向上，
然后起罐

图1-74　贮水药液罐调整体位起罐法

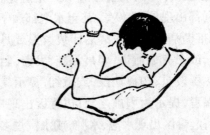

图1-75　贮水、药液罐走罐起罐法

或在痈疖处拔脓外出等,造成皮肤有破损,应做清洁创面处理,消毒后上敷料,胶布固定。拔罐区若出现大水泡,可先用消毒针挑破放水,然后涂以紫药水;小水泡可以不做处理,待其自行吸收。

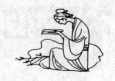

施术中若不慎造成烫伤、烙伤,属于治疗事故。轻者(未起泡者)涂抹万花油、京万红、红花油等即可;重者(起泡者),要先用消毒针放掉泡中的水,常规消毒后,外敷依沙吖啶(利凡诺)纱布,再用干纱布覆盖,以胶布固定。

治疗过程中,患者若出现头晕、心慌、恶心欲吐、冒冷汗,甚或昏厥等情况,是"晕罐",其原因多与机体虚衰、过度紧张、饥饿等有关,可以马上起掉罐具,让患者平卧,喝些热开水或糖水,一般情况下很快就能使症状缓解。若出现昏厥者,可用指掐或针刺人中、内关穴,以强心升压,或用艾条悬灸神阙、关元穴,以回阳固脱。需要说明的是,晕罐现象毕竟是极少见的,即使碰上也不用惊慌,按以上方法处理即可。

四、拔罐疗法禁忌

拔罐疗法虽有广泛的运用,对人体的某些部位、特殊情况、某些病证等仍有禁用范围,要在施术前弄清楚,以免造成事故或危险。

不适宜用拔罐疗法的一些部位,如眼、鼻、乳头、阴部、血管浅显处、皮肤娇嫩处等。血管浅显处拔罐,易造成小血管破裂、出血不止;皮肤娇嫩处拔罐易造成皮肤破损,或出现水泡。严禁在颈部两侧拔罐,因此处的压力感受器对血压有调节作用,拔罐很危险,应绝对禁止。

不适宜用拔罐疗法的一些特殊情况有:身体极度衰弱,醉酒,妇女月经期,妊娠妇女的腹部、腰骶部及三阴交、合谷等敏感穴位,精神高度紧张、狂躁不安、不合作者,全身极度消瘦致皮肤失去弹性者,老年皮肤极度松弛者,皮肤瘢痕处等。

不适宜用拔罐疗法的一些病证,如急重症、危重症等均不适宜用拔罐法,恐贻误时机;皮肤有高度过敏者;受术局部有疝气

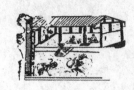
病史(如脐疝、腹股沟疝等)、静脉曲张、外伤骨折、癌肿、皮肤破损等;全身广泛性的皮肤病;有出血倾向的疾病(如血友病、紫癜等);高度水肿的病人等。

另外,人体有些部位是拔罐疗法难以操作的,如关节(包括腕、踝、肘、膝等)骨突起部位,罐子不易吸拔住;毛发覆盖的区域,如头部、腋下、阴部等,罐子无法吸拔住,若为拔一次罐子,让患者剃一次光头也是不恰当的,故在这些部位的穴位,我们一般不用拔罐法。

第六节　药罐常用处方

一、药液罐法方

药液罐法是将药物用水煎煮成药液配合拔罐的方法,适用于煮罐、蒸汽罐、贮药罐法。

(1)羌活15克,独活15克,紫苏15克,艾叶15克,菖蒲15克,白芷15克,防风15克,当归15克,甘草15克,连须大葱头60克。以上是药煮罐法、药蒸汽罐法的常用处方,具有辛香走窜、疏通经络、行气活血、祛风胜湿、刺激经穴的功效,能增强拔罐对穴位的刺激作用。

(2)艾叶30克,川椒10克,透骨草30克,地肤子30克,薏苡仁30克,防己30克,防风30克,乳香30克,茜草30克,荆芥30克,蒲公英30克,金银花30克。加水适量,煎浓汁备用,是贮药罐法的常用方。将药液贮入罐中拔罐,药物渗透入内,刺激经穴,能起疏通经气、调整气血、改善脏腑功能的作用。

(3)麻黄20克,桂枝20克,白芍15克,荆芥20克,连须大葱头60克,生姜10克,甘草5克,防风20克。适用于风寒感冒,用于药煮罐、药蒸汽罐、贮药罐均可。

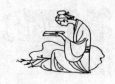

（4）麻黄 25 克，苏子 30 克，生大黄 20 克，款冬花 20 克，杏仁 20 克，肉桂 10 克。适用于哮喘，煎浓汁，供贮药罐用。

（5）鸡血藤 30 克，伸筋草 30 克，舒筋草 30 克，当归尾 15 克，威灵仙 15 克，黄松节 30 克，北细辛 15 克，桂枝 30 克，乳香 10 克，没药 10 克，制川乌、制草乌各 15 克，麻黄 15 克，川牛膝 30 克，甘草 10 克，薏苡仁 30 克，防己 30 克。适用于风寒湿痹证，药煮罐、药蒸汽罐、贮药罐方法均可应用。

二、药酒罐法方

药酒罐法是以酒作为溶媒，浸泡一定的药物后所得的澄清液与罐法结合使用的方法，适用于贮药罐、涂药罐法。

（1）活血酒：乳香 5 克，没药 5 克，生血竭 5 克，羌活 5 克，生香附 5 克，甲珠 5 克，煅自然铜 5 克，独活 5 克，续断 5 克，川芎 5 克，木瓜 5 克，贝母 3 克，南木香 3 克，厚朴 3 克，炒小茴香 3 克，上安桂（去皮）3 克，制川乌 1 克，制草乌 1 克，白芷 8 克，当归 10 克，麝香 0.5 克，白酒 3 千克。将药物浸泡于酒中，15 天后即成。适用于陈旧性挫伤、腰腿冷痛诸证。

（2）史国公浸酒方：当归 10 克，羌活 10 克，萆薢 10 克，防风 10 克，秦艽 10 克，川牛膝 10 克，松节 10 克，枸杞子 10 克，晚蚕沙 12 克，炙鳖甲 15 克，茄根（蒸熟）15 克，白酒 2 千克。浸泡 15 天后即成。适用于风湿痹证。

（3）二乌涂酒方：川乌 10 克，草乌 10 克，全当归 15 克，白芷 15 克，肉桂 15 克，红花 10 克。用体积分数为 75% 的酒精 500 毫升，浸药物 24 小时后去渣取酒，再对入风油精 10 瓶，混匀后密封备用。适用于风湿性关节炎、类风湿性关节炎、颈椎病、肩周炎、腰扭伤、腰肌劳损、坐骨神经痛等病证。宜用于涂药罐法。

（4）樟脑薄荷酊：樟脑 10 克，薄荷 10 克，生姜 60 克。用体

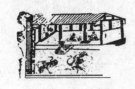

积分数为 75% 的酒精适量,浸泡 15 天即成。涂药拔罐,能增强舒筋活络效应,适用于四肢肌肉、关节疼痛证。

(5)红白川芎酊:红花 10 克,白蒺藜 10 克,川芎 10 克。用体积分数为 75% 的酒精适量,浸泡 1 周后即成。适用于白癜风,用于涂药罐法。

三、药汁罐法方

药汁罐法是将鲜药捣烂取汁,或对入少量水分成药汁与罐具结合使用,适用于贮药罐法、涂药罐法。

(1)姜汁:鲜生姜洗净、捣汁,或对入少量水分。生姜,辛、微温,含挥发油、姜辣素等,能刺激穴位增强拔罐的作用。另外,生姜具有温中止呕;解毒发表的功能;外敷膝盖处,能截疟。

(2)蒜汁:剥去外皮,洗净、捣汁,或对入适量水分。大蒜辛、温,有解毒、消痛、杀虫之功。含挥发油的大蒜素,对皮肤有较强的刺激作用,涂、敷于穴位并结合拔罐,或用贮药罐法,能提高拔罐的治疗作用。适应病证范围广,如痢疾、腹泻、肺痨、顿咳、疮疡初起、疟疾等都可应用。注意大蒜刺激性强,易引起皮肤发红、灼热、起泡,故敷用时间不宜过长,对于小儿、成人的头面部、皮肤娇嫩者,要慎用。

(3)葱汁:取新鲜葱白适量,洗净、捣汁,或对入适量水分。葱白辛、温,具有通阳、解表之功。含挥发油,油中主要成分为大蒜辣素。配合罐法应用,有助于发挥罐法的效应,适用于腹痛、腹泻、腹胀、排尿不适及感冒、皮肤病等。

四、药油罐法方

药油罐法是用蒸馏或植物油浸泡等方法取得药油,外涂穴位,与罐法合用,适用于涂药罐法。

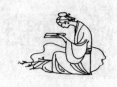

（1）芸香油：取鲜芸香草茎叶，置蒸馏锅内，进行蒸馏处理。含有挥发油的水蒸气经冷凝成油水混合物流入分油器中，待油水自然分层后收集芸香油。收得的芸香油与适量的无水硫酸钠一起振摇脱水，滤去硫酸钠即可。注意：芸香油应避免保存于密封容器中，否则，易氧化聚合而变质。芸香草具有止咳平喘、解表利湿之功，可用于感冒、咳喘等病证。结合罐疗方法应用，能增加拔罐的疗效。

（2）谷糠油：谷糠若干，用厚纸以针穿上许多小孔，糊住碗口或盆口（密封），上堆谷糠（以新米糠为佳）成尖顶状，自顶端用火点着，并随时在上面加糠，待谷糠燃至接近纸面时，将谷糠及灰扫尽，不要燃着纸面，以防谷糠落入油中。撕去糊碗口的纸，即得谷糠油。适用于多种皮肤病。

（3）四黄油：大黄、黄连、黄芩、黄柏各等量，研细末，浸入3倍药物重量的茶籽油内3～7天。适用于疮、疖、湿疹等皮肤病。

（4）薄荷油：取新鲜薄荷的茎、叶，经蒸馏而得无色至淡黄色或绿黄色的油状液体。具有纯馥的薄荷香气，微辛辣而清凉，有强烈的穿透性。配合罐法应用，具有较好的治疗作用，尤其适用于感冒、发热及邪毒内盛的患者，具有解热、宣散、凉膈、泻火等功效。

五、药糊罐法方

药糊罐法是用新鲜生药捣糊外敷，或用中药散剂水调（或酒调、药汁调）成糊状，敷于选定的穴位，与拔罐疗法配合应用，主要用于敷罐疗法。

（1）水仙糊：水仙花根适量，剥去老赤皮与根须，捣研成糊，敷患处。主治一切痈疮、湿毒。

（2）芙蓉叶糊：采摘新鲜芙蓉树叶适量，洗净，捣成糊状，外

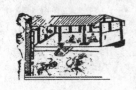

敷局部。治疗疮痈初起。

（3）赤小豆糊：取赤小豆适量，研成细粉，水调成糊状，外敷局部。用于治疗外伤瘀肿、疮疡肿毒。

（4）椒香糊：白胡椒 3 克，公丁香 2 克，苦杏仁 6 克，桃仁 6 克，生糯米 10 粒。共研成细末，以鸡蛋清适量调成糊状。在涌泉穴拔罐后外敷椒香糊，治疗哮喘。

（5）蛇莓公英糊：蛇莓、蒲公英、酢浆草新鲜全草适量，清水洗净，捣烂成糊状，加少许食盐外敷局部。适用于扭挫伤。

（6）复方红花糊：红花、白芍、栀子各 10 克，共研细末，用鸡蛋清调成糊状（以不淌为宜），外敷局部，适用于软组织扭伤。

六、药膏罐法方

药膏罐法是将药膏贴于选定的穴位，与拔罐疗法配合应用。药膏罐法方主要用于敷药罐法。药膏有软膏、硬膏的不同。软膏为油膏类，制作较为简便，主要以植物油、蜂蜡或其他适宜的物质为基质，将药物细末加入，采用加热法或冷却法制得。硬膏制作较为复杂，要经过"炸料"、"炼油"、"下丹"等特定工序才能完成。

（1）定喘膏：血余 125 克，洋葱头 125 克，附子 150 克，川乌 150 克，天南星 125 克，干姜 60 克。上药研成细末，用芝麻油或凡士林调制成软膏，敷贴于肺俞、大椎等穴位，适用于哮喘证。

（2）暖脐膏：当归 120 克，白芷 120 克，小茴香 120 克，木香 60 克，大茴香 120 克，香附 120 克，乳香 30 克，母丁香 30 克，没药 30 克，肉桂 30 克，沉香 30 克，麝香 4.5 克。制成外用药膏，使用时烤热化开，贴神阙、中脘等穴，适用于少腹冷痛、胃痛、胁痛等。

（3）追风膏：牛膝 75 克，桃仁 75 克，麻黄 75 克，当归 75 克，生草乌 75 克，大戟 75 克，天麻 75 克，独活 75 克，穿山甲 75 克，细辛

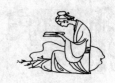

75 克,乌药 75 克,白芷 75 克,高良姜 75 克,羌活 75 克,赤芍 75 克,海风藤 75 克,红花 75 克,蛇蜕 18 克,苏木 36 克,蜈蚣 9 克,威灵仙 75 克,生地黄 36 克,熟地黄 36 克,川乌 18 克,续断 36 克,五加皮 18 克,肉桂 75 克,乳香 10 克,没药 10 克,雄黄 10 克,檀香 10 克,血竭 10 克,丁香 3.6 克,麝香 3.6 克,冰片 3.6 克。炼制成硬膏,贴敷局部或穴位,主治风寒湿痹、四肢关节疼痛、腰腿疼痛、行走不利等,相当于现代医学的风湿性关节炎、脊椎退行性病变。

（4）红花膏:红花 15 克,当归 60 克,川芎 30 克,白芍 15 克,柴胡 15 克,茯神 15 克,续断 15 克,牛膝 15 克,杜仲 15 克,香附 12 克,陈皮 12 克,牡丹皮 12 克,白术 12 克,熟地黄 7.5 克,甘草 7.5 克,蕲艾 7.5 克,泽兰 7.5 克,益母草 15 克,人参 15 克,沉香 15 克,鹿茸 12 克,肉桂 9 克。炼制成硬膏,贴神阙、气海、关元、三阴交等穴,主治妇女痛经,症见少腹胀痛、腰酸痛、经色紫暗、多瘀血块者。

（5）金黄膏:大黄 300 克,黄柏 250 克,姜黄 180 克,白芷 80 克,天花粉 180 克,生南星 180 克,生苍术 180 克,生厚朴 180 克,陈皮 180 克,生甘草 180 克。制成外用软膏,敷贴局部,适用于疮痈初起,局部红肿热痛,脓未成者。

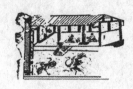

第二章 常用拔罐部位、穴位

第一节 十四经常用拔罐穴位

一、手太阴肺经经穴

(一)肺经循行部位

手太阴肺经,脉起中焦,下络大肠,返回循行胃的上口,通过横膈,上入属于肺脏,再从气管横出腋下,沿着上臂内侧,行于手少阴经与手厥阴经的前面,直至肘窝部,顺着前臂内侧前缘入寸口,经过鱼际,沿着鱼际的边缘,出拇指桡侧;其支脉从列缺处分出,一直走向食指桡侧,与手阳明大肠经相接(图2-1)。

本经在体表分布于胸部的外上方、上肢的掌面桡侧和手掌及拇指的桡侧。其经穴起于中府,止于少商。本经经穴主治咳喘、咯血、咽喉痛等与肺脏有关的疾病,具有宣肺解表、止咳平喘、调理肺气、清肃肺金、宁心安神、调理脾胃、通经活络等作用。

(二)肺经拔罐穴位

中府

【定位】 在胸前壁的外上方,云门下1寸,平第1肋间隙,距前正中线6寸(图2-2)。

【主治】 咳嗽、气喘、胸痛、喉痹、肩臂痛。

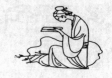

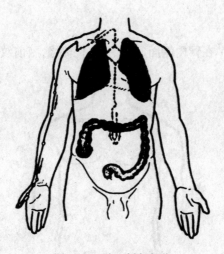

图 2 - 1 肺经循行部位

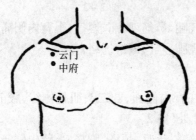

图 2 - 2

【功能】　宣肺利气,止咳平喘。

云门

【定位】　在胸前壁的外上方,肩胛骨喙突上方,锁骨下窝凹陷处,距离前正中线 6 寸(图 2 - 2)。

【主治】　咳嗽、气喘、胸中烦闷热痛、肩臂痛不可举。

【功能】　止咳平喘,泻肺除烦。

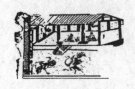

天府

【定位】 在臂内侧面,肱二头肌桡侧缘,腋前纹头下 3 寸处(图 2 - 3)。

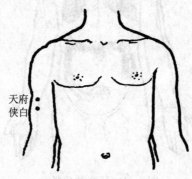

图 2 - 3

【定位】 气喘、鼻衄、胸痛、瘿气、上臂内侧痛。

【功能】 宣肺理气,蠲痹通络。

侠白

【定位】 在臂内侧面,肱二头肌桡侧缘,腋前纹头下 4 寸,或肘横纹上 5 寸处(图 2 - 3)。

【主治】 咳嗽、干呕、烦满、胸痛、上臂内侧痛。

【功能】 宣通肺气,行气活血。

尺泽

【定位】 在肘横纹内,肱二头肌腱桡侧凹陷处(图 2 - 4)。

【主治】 咳嗽、气喘、咯血、潮热、胸部胀满、咽喉肿痛、小儿惊风、吐泻、乳痛、肘臂挛痛。

【功能】 泻肺散热,降逆平喘。

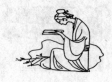

孔最

【定位】 在前臂掌面桡侧,当尺泽与太渊连线上,腕横纹上7寸(图2-4)。

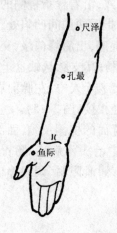

图2-4

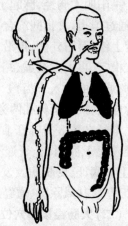

图2-5 大肠经循行部位

【主治】 咳嗽、气喘、咯血、咽喉肿痛、热病无汗、头痛、肘臂挛痛。

【功能】 泄热宣肺,止咳平喘。

鱼际

【定位】 在手拇指本节后凹陷处,约当第一掌骨中点桡侧,赤白肉际处(图2-4)。

【主治】 咳嗽、咯血、喉痹、失音、热病汗不出、小儿脾胃疾患。

【功能】 疏风泄热。

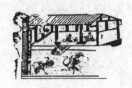

二、手阳明大肠经经穴

(一)大肠经循行部位

手阳明大肠经,脉起于食指桡侧商阳穴,沿着食指桡侧的上缘,通过拇指、食指间的合谷穴,至腕上拇指后两筋间凹陷处,沿前臂上缘,至肘外侧,再沿上臂外侧前缘上肩,出肩峰前缘,交会于大椎穴,再下入缺盆,络肺,下膈,属大肠;其支脉从缺盆上走颈部,通过面颊入下齿龈,回绕至上唇,交叉于人中,左脉向右,右脉向左,挟行于鼻孔两旁,与足阳明胃经相接(图2-5)。

本经在体表分布于食指桡侧、上肢背面的桡侧及颈、面部。其经穴起于商阳,止于迎香。本经经穴主治头面疾病、肠胃疾病、上肢病证、皮肤病及发热等疾病,具有清泄阳明、调理脾胃、宣肺理气、祛风除湿、通经活络等作用。

(二)大肠经拔罐穴位

合谷

【定位】 在手背,第1~2掌骨间,当第2掌骨桡侧的中点处(图2-6)。

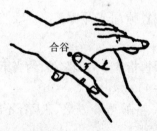

图2-6

【主治】 头痛、发热恶寒、无汗、目赤肿痛、鼻渊、齿痛、咽喉肿痛、疟腮、咳嗽、胃痛、腹痛、小儿惊风、口眼歪斜、指挛臂痛、晕

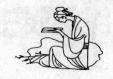

厥、瘾疹、便秘。

【功能】　清利头目,通经活络,疏风泄热。

手三里

【定位】　在前臂背面桡侧,当阳溪与曲池连线上,肘横纹下2寸(图2-7)。

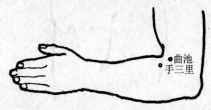

图2-7

【主治】　腹胀、吐泻、上肢麻木、偏瘫、颊肿、齿痛、肘挛不伸。

【功能】　调中和胃,祛风通络。

曲池

【定位】　屈肘,在肘横纹桡侧端凹陷处(图2-7)。

【主治】　腹痛吐泻、高热、咽喉肿痛、齿痛、目赤痛、胸中烦满、疮毒、瘾疹、手臂肿痛、上肢不遂及高血压。

【功能】　通经泄热,调胃和中。

臂臑

【定位】　在臂外侧,三角肌止点处,当曲池与肩髃连线上,曲池上7寸(图2-8)。

【主治】　肩臂疼痛、颈项拘急、瘰疬、目疾。

【功能】　祛风通络,疏经散结。

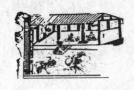
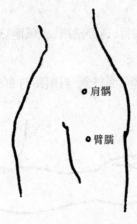

图2－8

肩髃

【定位】　在肩部，三角肌上，臂外展或向前平伸时，当肩峰前下方凹陷处(图2－8)。

【主治】　肩臂痛、痹证上肢疼痛、中风上肢不遂、风热瘾疹、诸瘿气、瘰疬。

【功能】　通经活络，消瘰散结。

三、足阳明胃经经穴

(一)胃经循行部位

足阳明胃经，脉起于鼻孔两侧，上行到鼻根部，与旁侧足太阳经交会，向下沿鼻的外侧入上齿龈内，回出环绕口唇，相交于唇下承浆穴，再向后沿腮下方出大迎穴，循颊车穴上至耳前，通过上关穴，沿着发际上行至前额；面部支脉从大迎前下走人迎，循喉咙，入缺盆，下膈，属胃、络脾；其直行的经脉，从缺盆下行，沿乳房内向下挟肚脐两旁而行，进入少腹两侧气冲穴；胃口下部

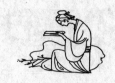

支脉,从胃沿腹里向下到气冲会合,由此而下行到髀关穴,达伏兔部下至膝盖,沿胫骨外侧前缘,下经足背,入中趾内侧;胫部支脉从膝眼下 3 寸处分出,入中趾外侧;另一支脉从足背分出,进入足大趾内侧端与足太阴脾经相接(图2-9)。

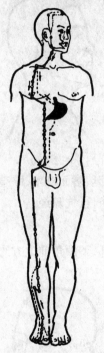

图 2-9　胃经循行部位

本经在体表分布于头面部、颈部、胸腹部、下肢的前外侧面。其经穴起于承泣,止于厉兑。本经经穴主治胃肠病、血病、神志病、头面部疾病、皮肤病、热病及本经循行路线上的疾病,具有调理脾胃、调和气血、泄阳明热、利湿消肿、止咳平喘、补中益气、醒脑开窍、强身保健等作用。

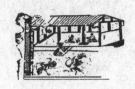

（二）胃经拔罐穴位

地仓

【定位】 在面部,口角外侧,瞳孔直下(图2-10)。

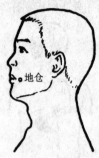

图2-10

【主治】 口歪、流涎、唇面麻木、眼睑𥆧动、齿痛颊肿。

【功能】 祛风通络,行气疏经。

颊车

【定位】 在面颊部,下颌角前上方约一横指,当咀嚼时咬肌隆起,按之凹陷处(图2-11)。

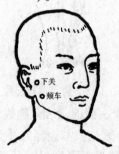

图2-11

【主治】 口眼歪斜、中风牙关不开、颈项强痛、失音、颊肿、

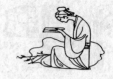

齿痛。

【功能】 疏风泄热,通经活络。

下关

【定位】 在面部耳前方,当颧弓与下颌切迹所形成的凹陷中(图 2 – 11)。

【主治】 齿痛、耳聋、耳鸣、牙关开合不利、口眼歪斜、眩晕、面痛。

【功能】 消肿止痛,通窍活络。

乳根

【定位】 在胸部,当乳头直下,乳房根部,第 5 肋间隙,距前正中线 4 寸(图 2 – 12)。

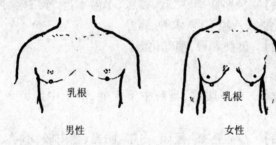

图 2 – 12

【主治】 咳喘、胸中满闷、胸痛嗳气、噎膈、乳汁少及乳痈。

【功能】 宣肺通络,活血通乳。

梁门

【定位】 在上腹部,当脐中上 4 寸,距前正中线 2 寸(图2 – 13)。

【主治】 胃痛、呕吐、食欲缺乏、肠鸣、腹胀、大便溏。

【功能】 健脾理气,和胃消积。

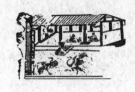
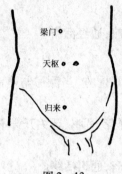

图 2 - 13

中国民间拔罐疗法

天枢

【定位】 在腹中部,肚脐旁,距脐中2寸(图2-13)。

【主治】 绕脐腹痛、呕吐、腹胀、水泻不止、赤白痢、久积冷气、肠痈、便秘、月经不调、水肿、痛经。

【功能】 健脾和胃,理气化湿。

归来

【定位】 在下腹部,当脐中下4寸,前正中线旁2寸(图2-13)。

【主治】 少腹疼痛、经闭、白带、阴挺、茎中痛、不孕、阳痿、夜尿。

【功能】 理气散寒,通经活络。

髀关

【定位】 在大腿前面,当髂前上棘与髌骨外侧端的连线上,屈股时,平会阴,居缝匠肌外侧凹陷处(图2-14)。

【主治】 下肢痿痹、髋关节痛、腰腿疼痛、足麻不仁、股内筋急、屈伸不利。

【功能】 强腰股,通经络,除寒湿。

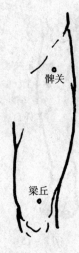

髀关

梁丘

图 2 - 14

梁丘

【定位】 屈膝,在大腿前面,当髂前上棘与髌骨外侧端的连线上,髌骨之外侧上端上 2 寸(图 2 - 14)。

【主治】 膝肿痛、下肢不遂、胃痛、乳痈。

【功能】 活络通经,和胃通乳。

足三里

【定位】 在小腿前外侧,当犊鼻下 3 寸,距胫骨前缘 1 横指(图 2 - 15)。

【主治】 胃痛、呕吐、腹胀、肠鸣、消化不良、泄泻、便秘、痢疾、疳疾、乳痈、头晕、耳鸣、心悸、短气、虚劳羸瘦、诸虚百损、水肿、脚气、膝胫痠痛、中风偏瘫。

【功能】 调阴阳,补气血,健脾胃。

上巨虚

【定位】 在小腿前外侧,当犊鼻下 6 寸,距胫骨前缘 1 横指

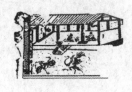

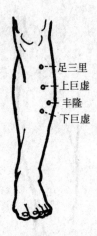

图 2 – 15

（图 2 – 15）。

【主治】 腹痛、痢疾、肠鸣、腹胀、便秘、泄泻、肠痈、中风瘫痪、脚气、足腕下垂、脚弱无力、胫前挛痛。

【功能】 调理肠胃,健脾除湿,起痿缓挛。

下巨虚

【定位】 在小腿前外侧,当犊鼻下 9 寸,距胫骨前缘 1 横指（图 2 – 15）。

【主治】 腹痛、泄泻、大便脓血、乳痈、下肢痿痹。

【功能】 调肠止泻,通经蠲痹。

丰隆

【定位】 在小腿前外侧,当外踝尖上 8 寸,条口外,距胫骨前缘 2 横指（图 2 – 15）。

【主治】 咳嗽、痰多、哮喘、胸痛满闷、头晕、头痛、癫狂痫证、下肢痿痹、水肿。

【功能】 祛痰降逆,化浊通络。

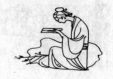

四、足太阴脾经经穴

(一)脾经循行部位

足太阴脾经,脉起于足大趾内侧端隐白穴,沿着大趾内侧赤白肉际,经过大趾本节后的第一跖趾关节后面,上行至内踝前面,再上小腿肚,沿胫骨后面,交出足厥阴肝经的前面,上行膝内侧和大腿内侧前缘入腹内,属脾,络胃,上膈,挟行于咽旁,联系舌根,散于舌下;其支脉从胃分出,上行过膈,注于心中(图2-16)。

本经在体表分布于足大趾、内踝、下肢内侧、胸腹侧部。其经穴起于隐白,终于大包。本经经穴主治脾脏及与脾脏有密切关系的胃、心、肺、肝、肾等脏腑疾病,以及脾不统血等疾病,具有调理脾胃、利尿消肿、益气摄血、调经止带、止咳平喘、宁心安神、清热解毒等功用。

(二)脾经拔罐穴位

公孙

【定位】 在足内侧缘,当第一跖骨基底的前下方(图2-17)。

【主治】 胃痛、腹胀、肠鸣、泄泻、痢疾、脚气、身体沉重、肠风下血。

【功能】 健脾和胃,理气化湿。

三阴交

【定位】 在小腿内侧,当足内踝尖上3寸,胫骨内侧缘后方(图2-18)。

【主治】 肠鸣、腹泻、消化不良、腹部胀满、小便不利、脚气、水肿、足痿痹痛、月经不调、崩漏、赤白带下、阴挺、经闭、恶露不行、产后血晕、难产、阳痿、遗精、阴茎痛、湿疹、遗尿、荨麻疹、神经性皮炎、失眠、高血压。

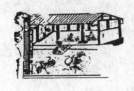

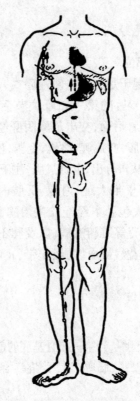

图2-16　脾经循行部位

【功能】　健脾利湿,调理气血,补益肝肾,调经止带。

地机

【定位】　在小腿内侧,当内踝尖与阴陵泉的连线上,阴陵泉下3寸(图2-18)。

【主治】　腹痛、腹胀、泄泻、痢疾、食欲缺乏、月经不调、痛经、遗精、腰痛、小便不利、水肿。

【功能】　健脾利湿,调理气血。

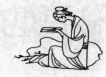

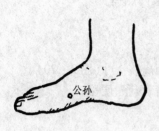

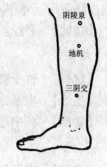

图 2－17　　　　　　　　　　图 2－18

阴陵泉

【定位】　在小腿内侧,当胫骨内侧髁后下方凹陷处(图 2－18)。

【主治】　腹胀、暴泻、小便不利、水肿、黄疸、妇人阴痛、带下、阴茎痛、遗精。

【功能】　健脾化湿,通利三焦。

血海

【定位】　屈膝,在大腿内侧,髌骨内侧上端上 2 寸,当股四头肌内侧头的隆起处(图 2－19)。

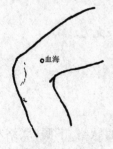

图 2－19　　　　　　　　　　图 2－20

【主治】　月经不调、痛经、经闭、崩漏、皮肤湿疹、瘾疹、丹

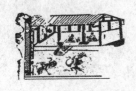

毒、皮肤瘙痒、小便淋涩、阴部瘙痒、股内侧痛。

【功能】　调经理血,祛风除湿。

大横

【定位】　位于腹中部肚脐旁,距离脐4寸(图2－20)。

【主治】　虚寒性泄痢、腹痛绕脐、腹胀、便秘。

【功能】　调中理气。

大包

【定位】　在侧胸部,腋中线上,当第6肋间隙处(图2－21)。

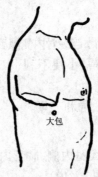

大包

图2－21

【主治】　胸胁痛、气喘、全身疼痛、四肢无力。

【功能】　理气健脾。

五、手少阴心经经穴

(一)心经循行部位

　　手少阴心经,脉起心中,出属于心脏的脉络,下膈,联络小肠;其向上的支脉从心系上挟咽,联系目系;其直行的支脉从心系上行于肺部,再出腋窝,沿着上臂内侧后缘,行于手太阴肺经和手厥阴心包经的后面,下行到肘内,再循前臂内侧后缘,直达

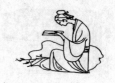

掌后小指高骨的尖端,入掌内后侧,沿着小指桡侧至末端少冲穴,与手太阳小肠经相接(图2－22)。

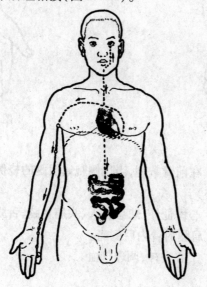

图2－22 心经循行部位

本经在体表分布于腋下、上肢掌侧面的尺侧缘和小指的桡侧端。其经穴起于极泉,终于少冲。本经经穴主治神志病、血证、肢痛、痒疮等与心脏有关的疾病,具有宁心安神、泄心火、养心阴、通经活络等作用。

(二)心经拔罐穴位

少海

【**定位**】 屈肘,在肘横纹内侧端与肱骨内上髁连线的中点处(图2－23)。

【**主治**】 心痛、癫痫、发狂、头痛、臂麻、手颤、失眠。

【**功能**】 益心宁神,通经活络。

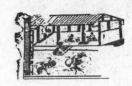
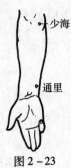

图 2－23

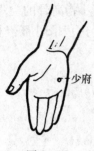

图 2－24

通里

【定位】 在前臂掌侧,当尺侧腕屈肌腱的桡侧缘,腕横纹上1寸(图2－23)。

【主治】 心悸怔忡、悲恐畏人、头痛目眩、舌强不语、妇女经血过多、崩漏、肩臑肘臂内后侧痛。

【功能】 宁心安神,调理气血。

少府

【定位】 在手掌面,第4~5掌骨之间,握拳时,当小指尖处(图2－24)。

【主治】 心悸、胸痛、痛疡、阴痒、阴挺、阴痛、小便不利、遗尿、悲恐善惊。

【功能】 益心通络,泄热除湿。

六、手太阳小肠经经穴

(一)小肠经循行部位

手太阳小肠经,脉起于手小指外侧端少泽穴,循手外侧上腕部,出于尺骨茎突,直上沿前臂外侧后缘,经尺骨鹰嘴与肱骨内上髁间,沿上臂外侧后缘,出肩关节,绕行肩胛部,交会于大椎,

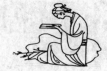

向下进入缺盆,联络心脏,沿着食道,通过横膈,到达胃部,属于小肠;其支脉从缺盆循颈上面颊,到外眼角,折入耳中;另一支脉从颊部别走入眼眶下而抵鼻,至内眼角,与足太阳膀胱经相接(图2-25)。

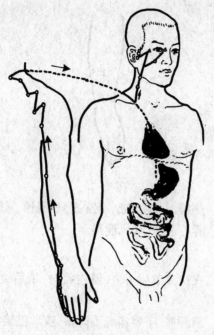

图2-25

本经在体表分布于指、掌尺侧,上肢背侧面的尺侧缘、肩胛及面部。其经穴起于少泽,终于听宫。本经经穴主治神志病、疮痒痈肿、头面诸疾、发热等与小肠有关的病证,具有泄心火、养心阴、祛风活血、通络止痛等作用。

(二)小肠经拔罐穴位

支正

【定位】 在前臂背面尺侧,当阳谷与小海的连线上、腕背横纹上5寸(图2-26)。

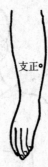

支正

图2-26

【主治】 热病、头痛、目眩、项强、癫狂、易惊、悲愁、善忘、消渴。

【功能】 养心通络,祛风泄热。

肩贞

【定位】 在肩关节后下方,臂内收时,腋后纹头上1寸(图2-27)。

【主治】 肩胛痛、手臂痛麻不能举、腋淋巴结核、瘰疬、耳鸣耳聋。

【功能】 通经活络,理气散结。

天宗

【定位】 在肩胛部,当冈下窝中央凹陷处,与第4胸椎相平(图2-27)。

【主治】 肩胛疼痛、肘臂外后侧痛、颊颔肿痛、气喘、乳痈。

【功能】 通经活络,泄热消肿。

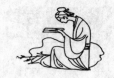

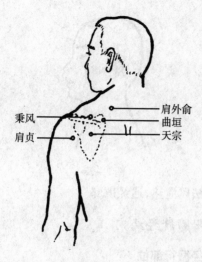

图 2 – 27

秉风　曲垣

【定位】　秉风在肩胛冈上窝中央,天宗直上,举臂有凹陷处(图 2 – 27)。曲垣在肩胛冈内上端凹陷处,当臑俞与第 2 胸椎棘突连线的中点处(图 2 – 27)。

【主治】　肩胛疼痛、上肢痰麻。

【功能】　通经蠲痹。

肩外俞

【定位】　在背部,当第 1 胸椎棘突下,旁开 3 寸(图 2 – 27)。

【主治】　肩背痰痛、颈项强急、上肢冷痛。

【功能】　蠲痹通经,舒筋活络。

颧髎

【定位】　在面部,当目外眦直下,颧骨下缘凹陷处(图 2 – 28)。

【主治】　口眼歪斜、眼睑瞷动、面赤、唇肿、齿痛。

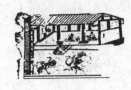

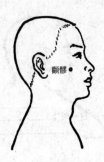

图 2-28

【功能】 祛风泄热,通经散邪。

七、足太阳膀胱经经穴

(一)膀胱经循行部位

足太阳膀胱经,脉起于内眼角,上行经额部,交会于头顶;有一支脉从头顶到耳上颞部;其直行的经脉从头顶入里联络脑,回出分别下行项后,沿肩胛内侧,挟背而行抵腰中,从脊旁肌肉进入体腔,络肾,属膀胱;腰部的支脉从腰中挟脊柱下行贯臀部,进入腘窝中;项部有支脉沿肩胛骨内缘直下,经过臀部(环跳)下行,沿着大腿后外侧,与腰部下来的支脉会合于腘窝中,由此向下通过小腿肚,出外踝之后,沿京骨而行,至小趾外侧端至阴穴(图 2-29)。

本经在体表分布于眼眶、头项、背腰部的脊柱两侧、下肢后外侧及小趾末端。其经穴起于睛明,终于至阴。本经经穴主治脏腑病、头面病、筋病等疾患,具有宣肺解表、止咳平喘、调理脾胃、滋补肝肾、温阳利水、活血通络、止血定痛、调经止带、宁心安神、醒脑开窍等作用。

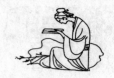

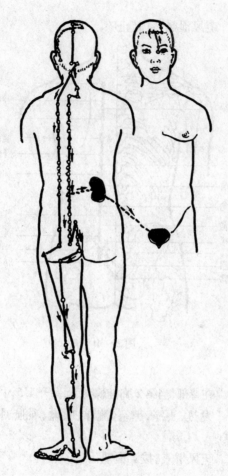

中国民间医学丛书

图2-29 膀胱经循行部位

(二)膀胱经拔罐穴位

大杼

【定位】 在背部,当第1胸椎棘突下,旁开1.5寸(图2-30)。

【主治】 发热、头痛、鼻塞、颈项强直、咳嗽、喉痹、肩胛痠痛。

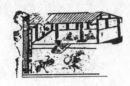

【功能】 疏风泄热,宣肺止咳。

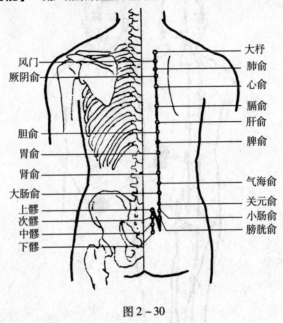

风门
厥阴俞
胆俞
胃俞
肾俞
大肠俞
上髎
次髎
中髎
下髎

大杼
肺俞
心俞
膈俞
肝俞
脾俞
气海俞
关元俞
小肠俞
膀胱俞

图 2－30

风门

【定位】 在背部,当第 2 胸椎棘突下,旁开 1.5 寸(图 2－30)。

【主治】 发热、头痛、鼻塞、流涕、咳嗽、项强、胸背痛、发背痈疽、胸中热。

【功能】 疏风解表,拔毒泄热。

肺俞

【定位】 在背部,当第 3 胸椎棘突下,旁开 1.5 寸(图 2－30)。

【主治】 咳嗽、气喘、胸满闷、骨蒸潮热、盗汗、吐血、喉痹、背脊强痛、小儿龟背。

【功能】 宣肺止咳,益肺补虚。

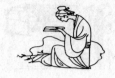

厥阴俞

【定位】 在背部,当第4胸椎棘突下,旁开1.5寸(图2-30)。

【主治】 心痛、心悸、胸闷、咳嗽、呕吐。

【功能】 宽胸理气,通经降逆。

心俞

【定位】 在背部,当第6胸椎棘突下,旁开1.5寸(图2-30)。

【主治】 心悸、失眠、健忘、惊悸、心烦、心痛、胸闷连背、癫狂、痫证、遗精。

【功能】 宁心安神,宽胸通络。

膈俞

【定位】 在背部,当第7胸椎棘突下,旁开1.5寸(图2-30)。

【主治】 胃脘胀痛、呕吐、呃逆、饮食不下、咳嗽、气喘、吐血、背痛、脊强、心痛。

【功能】 调和脾胃,降逆利膈。

肝俞

【定位】 在背部,当第9胸椎棘突下,旁开1.5寸(图2-30)。

【主治】 胁痛、黄疸、目眩、目赤、吐血、衄血、脊背痛。

【功能】 疏肝利胆,泄肝经热。

胆俞

【定位】 在背部,当第10胸椎棘突下,旁开1.5寸(图2-30)。

【主治】 黄疸、胁痛、口苦、口干、呕吐、饮食不下、咽痛、腋下肿。

【功能】 疏利肝胆,泄肝胆火。

脾俞

【定位】 在背部,当第11胸椎棘突下,旁开1.5寸(图2-30)。

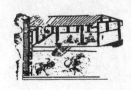

【主治】 腹胀、腹泻、食谷不化、呕吐、饮食不下、痢疾、便血、疳积、慢性出血、月经过多、水肿、背痛。

【功能】 健脾和胃,理气化湿,益气摄血。

胃俞

【定位】 在背部,当第12胸椎棘突下,旁开1.5寸(图2-30)。

【主治】 胃脘痛、腹胀、纳呆、呕吐、肠鸣、食谷不化、小儿消化不良。

【功能】 和胃降逆,理气消滞。

肾俞

【定位】 在腰部,当第2腰椎棘突下,旁开1.5寸(图2-30)。

【主治】 腰膝痠痛、阳痿、遗精、早泄、遗尿、耳鸣、耳聋、月经不调、白带清稀、头昏、水肿、小便不利、慢性腹泻、咳喘少气。

【功能】 益肾强腰,利水化湿,补肾纳气。

气海俞

【定位】 在腰部,当第3腰椎棘突下,旁开1.5寸(图2-30)。

【主治】 腰痛、痛经、痔漏、腿膝不利。

【功能】 强腰通络,和血散风。

大肠俞

【定位】 在腰部,当第4腰椎棘突下,旁开1.5寸(图2-30)。

【主治】 腹痛、腹胀、肠鸣、泄泻、痢疾、便秘、腰脊疼痛。

【功能】 调肠理气,化湿止泻。

关元俞

【定位】 在腰部,当第5腰椎棘突下,旁开1.5寸(图2-30)。

【主治】 腹胀、泄泻、小便不利、遗尿、消渴、腰痛。

【功能】 培元固肾,利水化湿。

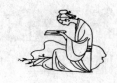

小肠俞

【定位】　在骶部,当骶正中嵴旁开 1.5 寸,平第 1 骶后孔(图 2－30)。

【主治】　小腹胀痛、泄泻、痢疾、遗精、遗尿、白带、尿血、疝气、腰腿痛。

【功能】　补肾固本,利湿化浊。

膀胱俞

【定位】　在骶部,当骶正中嵴旁开 1.5 寸,平第 2 骶后孔(图2－30)。

【主治】　小便赤涩、淋浊、腰痛、泄泻、遗精、遗尿、阴部肿痛生疮。

【功能】　利尿,泄火,通淋。

上髎　次髎　中髎　下髎

【定位】　上髎在骶部,当髂后上棘与后正中线之间,适对第 1 骶后孔处。次髎,当髂后上棘内下方,适对第 2 骶后孔处。中髎,当次髎下内方,适对第 3 骶后孔处。下髎,当中髎下内方,适对第 4 骶后孔处(图 2－30)。

【主治】　腰骶疼痛、下肢痿痹、月经不调、赤白带下、痛经、阴挺、阳痿、遗精、大小便不利。

【功能】　补肾强腰,调经止带。

承扶

【定位】　位于大腿后面、臀下横纹的中点(图 2－31)。

【主治】　腰、骶、臀、肌肉疼痛、痔疾。

【功能】　通经活络,泄热疗痔。

殷门

【定位】　在大腿后面,当承扶与委中的连线上,承扶下 6 寸

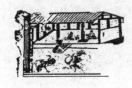

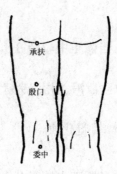

图 2 – 31

（图 2 – 31）。

【主治】 下肢痿痹、腰痛、半身不遂、髋关节屈伸不利、坐骨神经痛、腰痛、吐泻、丹毒、疔疮、发背。

【功能】 舒筋活络,利腰膝,止吐泻,泄毒热。

膏肓俞

【定位】 在背部,当第 4 胸椎棘突下,旁开 3 寸（图 2 –32）。

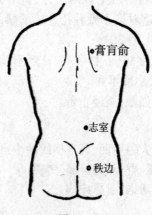

图 2 – 32

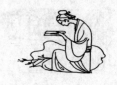

【**主治**】 肺痨、咳嗽、气喘、吐血、盗汗、遗精、健忘、肩胛背痛、食谷不化。

【**功能**】 补肺益气,宁嗽止咳。

志室

【**定位**】 位在腰部,当第2腰椎棘突下,旁开3寸(图2-32)。

【**主治**】 阳痿、遗精、腰脊强痛、水肿、小便淋漓、阴痛阴肿。

【**功能**】 补肾壮腰,利水通淋。

秩边

【**定位**】 在臀部,平第4骶后孔,骶正中嵴旁开3寸(图2-32)。

【**主治**】 腰骶痛、下肢痿痹、阴痛、痔疾、大小便不利。

【**功能**】 疏经通络,调肠泄热。

承筋

【**定位**】 在小腿后面,当委中与承山的连线上,委中下2寸(图2-33)。

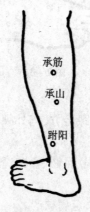

图2-33

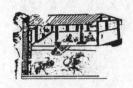

【主治】 小腿痛、膝痠痛、腿转筋、腰背拘急、痔疾。

【功能】 舒筋活络,通经疗痔。

承山

【定位】 位于小腿后面正中,当伸直小腿或足跟上提时腓肠肌肌腹下出现尖角凹陷处(图2－33)。

【主治】 腰腿拘急疼痛、坐骨神经痛、便秘、脱肛、痔疾、腿痛转筋、脚气。

【功能】 舒筋缓急,通经活络,理肠疗痔。

跗阳

【定位】 在小腿后面,外踝后,昆仑穴直上3寸(图2－34)。

【主治】 头痛、头重、腰腿痛、下肢瘫痪、外踝红肿。

【功能】 疏风泄热,蠲痹通络。

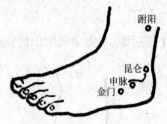

图2－34

昆仑

【定位】 在足部外踝后方,当外踝尖与跟腱之间的凹陷处(图2－34)。

【主治】 头痛、项强、目眩、鼻衄、腰痛、足跟痛、小儿痫证、难产。

【功能】 祛风泄热,定痫顺产。

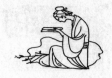

申脉

【定位】 位于足外侧部,外踝直下方凹陷中(图2-34)。

【主治】 癫狂、痫证、头痛、眩晕、目赤痛、项强、失眠、腰痛、足胫痠软无力。

【功能】 醒脑定惊,祛风泄热,强筋壮骨。

金门

【定位】 在足外侧,当外踝前缘直下,胫骨下缘处(图2-34)。

【主治】 癫痫、小儿惊风、下肢痹痛、腰痛、外踝痛。

【功能】 醒脑开窍,祛风定惊,通经活络。

八、足少阴肾经经穴

(一)肾经循行部位

足少阴肾经,脉起于足小趾之下,斜入足心,出舟骨粗隆下,沿内踝后入足跟,再向上行于小腿肚内,出腘窝内侧,向上行大腿内后缘,贯通脊柱,属肾,络膀胱;其支脉从肾通过肝和横膈,进入肺中,沿喉咙上行,挟于舌根;另一支脉从肺部出来,络心,流注于胸中,与手厥阴心包经相接(图2-35)。

本经在体表分布于足心、内踝后、跟腱前缘、下肢内侧后缘、腹部、胸部。其经穴起于涌泉,止于俞府。本经经穴主治肾脏疾病及与肾脏有密切关系的膀胱、肺、脾、肝等脏腑疾病,具有温补肾阳、滋养肾阴、通经活络等作用。

(二)肾经拔罐穴位

涌泉

【定位】 在足底部,卷足时,在足心前1/3的凹陷处(图2-36)。

【主治】 头顶痛、头晕、咽喉痛、舌干、失音、小便不利、大便

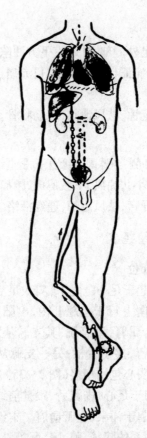

图2-35 肾经循行部位

难、癫疾、昏厥、小儿惊风。

【功能】 醒神开窍,泄热降火。

然谷

【定位】 在足内侧缘,足舟骨粗隆下方,赤白肉际(图2-37)。

【主治】 月经不调、阴挺、白浊、阳痿、遗精、小便不利、泄

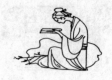

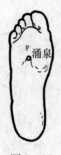

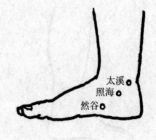

图2-36　　　　　　　　　　　　　　图2-37

泻、下肢痿痹、足跗痛。

【功能】　补肾通经。

太溪

【定位】　在足内侧,内踝后方,当内踝尖与跟腱之间的凹陷处(图2-37)。

【主治】　头痛目眩、咽喉肿痛、齿痛、耳鸣、耳聋、胸痛、咯血、消渴、月经不调、阳痿、遗精、小便频数、足跗痛。

【功能】　泄热降火,调冲补肾。

照海

【定位】　在足内侧,内踝尖下方凹陷处(图2-37)。

【主治】　咽喉干燥、目赤肿痛、惊恐不宁、痫证、月经不调、痛经、赤白带下、阴挺、阴痒、小便频数、失眠。

【功能】　定惊泄热,益肾调经。

复溜

【定位】　在小腿内侧,太溪直上2寸,跟腱的前方(图2-38)。

【主治】　泄泻、肠鸣、水肿、腹胀、足痿、腰脊强痛、盗汗、自汗。

【功能】　益肾强筋,利水消肿。

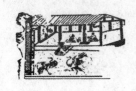

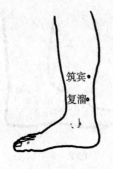

图 2－38

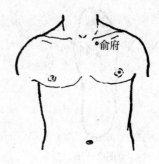

图 2－39

筑宾

【定位】 在小腿内侧,太溪上 5 寸,腓肠肌肌腹的内下方(图 2－38)。

【主治】 癫狂、痫证、呕吐涎沫、疝气、小腿内侧痛。

【功能】 泄热降逆,通窍定惊。

俞府

【定位】 在胸部,当锁骨下缘,前正中线旁开 2 寸(图 2－39)。

【主治】 咳嗽、气喘、胸痛、呕吐。

【功能】 宽胸理气,降逆平喘。

九、手厥阴心包经经穴

(一)心包经循行部位

手厥阴心包经,脉起胸中,出属心包络,下膈,从胸至腹依次联络三焦;其支脉循胸出胁,至腋下 3 寸处天池穴,上行到腋窝,沿上臂内侧,行于手太阴经与手少阴经脉之间入肘窝,向下行于前臂两筋之间入掌中,沿着中指达指端中冲穴;掌中有支脉从劳宫分出,沿着无名指到其端,与手少阳三焦经相接(图 2－40)。

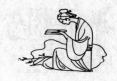

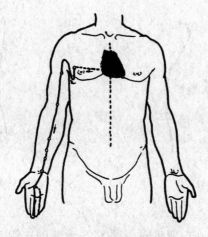

图2-40 心包经循行部位

本经在体表分布于乳房、上肢掌侧面中间及中指末端。其经穴起于天池,止于中冲。本经经穴主治神志病、诸痛痒疮、胃病等疾患,具有宽胸理气、和胃降逆、开窍聪目、通经活络等作用。

(二)心包经拔罐穴位

天池

【定位】 在胸部,当第4肋间隙,乳头外1寸,前正中线旁开5寸(图2-41)。

【主治】 胸闷、心烦、咳嗽、痰多、气喘、胸痛、腋下肿痛、乳痈。

【功能】 宽胸理气,止咳平喘。

郄门

【定位】 在前臂掌侧,当曲泽与大陵的连线上,腕横纹上5寸(图2-42)。

【主治】 心痛、胸闷、心悸、心烦、咯血、衄血、疔疮、癫疾。

【功能】 理气宽胸,清心泄热。

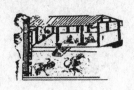

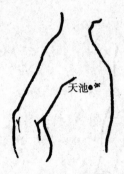

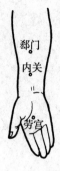

图 2-41   图 2-42

内关

【定位】 在前臂掌侧,当曲泽与大陵的连线上,腕横纹上2寸,掌长肌腱与桡侧腕屈肌腱之间(图 2-42)。

【主治】 心痛、心悸、胃痛、呕吐、呃逆、肘臂挛痛。

【功能】 理气宽胸,和胃降逆。

劳宫

【定位】 在手掌心,当第2~3掌骨之间偏于第3掌骨,握拳屈指时中指尖处(图 2-42)。

【主治】 心痛、痫证、癫狂、中暑、口疮、口臭。

【功能】 清心泄热,醒脑开窍。

十、手少阳三焦经经穴

(一)三焦经循行部位

手少阳三焦经,脉起于无名指末端关冲穴,向上出于第4~5掌骨间,沿着手背至手腕,出于前臂外侧桡骨尺骨之间,向上通过肘尖,沿上臂外侧,上达肩部,交出足少阳经的后面,向前入缺盆,分布于胸中,联络心包,下膈,从胸至腹属于三焦;其支脉从

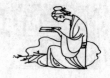

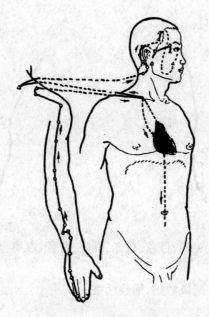

图 2-43　三焦经循行部位

胸向上,出于缺盆,上走项部,沿耳后直上,出耳上额角,再下行至面颊部,到达眼眶下;另一支脉从耳后进入耳中,出走耳前,过上关穴前与下面颊的支脉相交叉,至外眼角与足少阳胆经相接(图 2-43)。

　　本经在体表分布于无名指外侧、手背、上肢外侧面中间、肩部、颈部、耳翼后缘、眉毛外端。其经穴起于关冲,终于丝竹空。本经经穴主治头面疾病、神志病、发热等疾患,具有泄三焦火、平肝息风、醒脑开窍、调理脾胃、通调水道、通经活络等作用。

　　(二)三焦经拔罐穴位

　　中渚

　　【定位】　在手背部,当掌指关节的后方,第 4~5 掌骨间凹

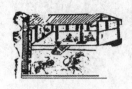

陷处(图2－44)。

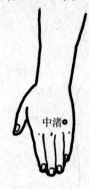

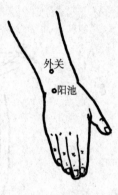

图2－44　　　　　　　　　　　图2－45

【主治】　头痛、目眩、目赤、耳鸣、耳聋、喉痹、热病、手臂痛、落枕。

【功能】　疏风散热,通经活络。

阳池

【定位】　在腕背横纹中,当指伸肌腱的尺侧缘凹陷处(图2－45)。

【主治】　腕痛、肩臂痛、耳聋、消渴、口干、喉痹。

【功能】　疏通经络,泄热祛邪。

外关

【定位】　位于前臂背侧,当阳池与肘尖的连线上,腕背横纹上2寸,尺骨与桡骨之间(图2－45)。

【主治】　热病、头痛、目赤肿痛、耳鸣、耳聋、胁痛、巅痛、肩背痛、肘臂痛及屈伸不利、手指疼痛、手颤。

【功能】　泄三焦火,疏通经络。

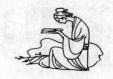

臑会

【定位】　在臂外侧,当肘尖与肩髎的连线上,肩髎下 3 寸,三角肌的后下缘(图 2 – 46)。

【主治】　肩臂痛、瘿气、肩胛肿痛、瘰疬、目疾。

【功能】　通经蠲痹,消瘰散结。

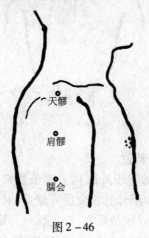

图 2 – 46

肩髎

【定位】　在肩部,肩髃后方,当臂外展时,于肩峰后下方呈现凹陷处(图 2 – 46)。

【主治】　臂痛、肩重不能举。

【功能】　蠲痹通络。

天髎

【定位】　在肩胛部,肩井与曲垣的中间,当肩胛骨上角处(图 2 – 47)。

【主治】　肩臂痛、颈项强痛、胸中烦满。

【功能】　散寒除湿,通经蠲痹。

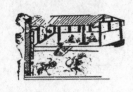

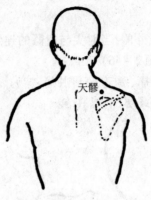

图 2 - 47

十一、足少阳胆经经穴

（一）胆经循行部位

足少阳胆经,脉起于外眼角旁瞳子髎穴,上抵头角,下循耳后,循颈至肩与手少阳经脉相交后入缺盆;耳部的支脉从耳后入耳中,出走耳后,到外眼角后方;有支脉从外眼角处分出,下走大迎穴,向上与手少阳三焦经相合,至眼眶下,下行经颊车,循颈与前脉会合于缺盆,然后下行至胸中,贯膈,络肝,属胆,沿着胁肋内,出气冲穴,绕外阴毛际,横入于环跳部;其直行的经脉,从缺盆下走腋,循侧胸,过季胁,会合于环跳穴处,再向下沿大腿内侧至膝外侧,下经腓骨前面达腓骨下段,下至外踝前,沿足背入第四趾外侧端足窍阴穴;足背有支脉从足临泣处分出,沿第 1 ~ 2 趾骨之间出大趾端,与足厥阴肝经相接(图 2 - 48)。

本经在体表分布于目外眦、颞部、耳后、肩部、胁肋、下肢外侧、膝外侧、外踝的前下方、足第四趾端等部位。其经穴起于瞳子髎,终于足窍阴。本经经穴主治头面疾患、神志疾患、胆囊疾病、筋骨病等,具有泄肝胆火、平肝息风、疏肝理气、利尿消肿等

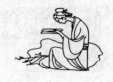

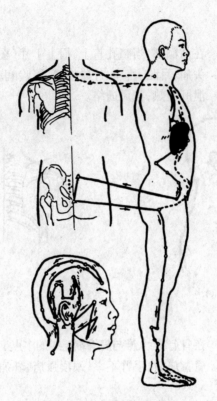

图2-48　胆经循行部位

作用。

(二)胆经拔罐穴位

上关

【定位】　在耳前,下关直上,当颧弓的上缘凹陷处(图2-49)。

【主治】　头痛、耳鸣、耳聋、齿痛、口眼歪斜、面痛、惊痫。

【功能】　疏风泄热,通经活络。

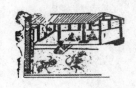

阳白

【定位】 在前额部,当瞳孔直上,眉上 1 寸(图 2 - 49)。

【主治】 头痛、目眩、目痛、外眦疼痛、眼睑瞤动。

【功能】 泄肝胆热,祛风通络。

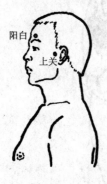
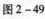
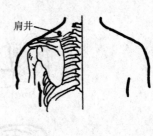

图 2 - 49　　　　　　　　　　　图 2 - 50

肩井

【定位】 在肩上,当大椎与肩峰端连线的中点上(图 2 - 50)。

【主治】 肩背痹痛、手臂不举、颈项强痛、乳痈、难产、落枕、痰壅、咳逆。

【功能】 舒筋通络,催产止咳。

渊腋

【定位】 在侧胸部,举臂,当腋中线上,腋下 3 寸,第 4 肋间隙中(图 2 - 51)。

【主治】 胸满、胁痛、腋下肿、臂痛不举。

【功能】 宽胸理气,疏经通络。

日月

【定位】 在上腹部,当乳头直下,第 7 肋间隙,前正中线旁

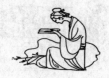

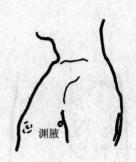

渊腋

图 2 – 51

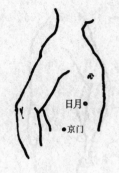

日月

京门

图 2 – 52

开 4 寸(图 2 – 52)。

【主治】　胁肋疼痛、胀满、呕吐、吞酸、呃逆、黄疸。

【功能】　疏利肝胆,和胃降逆。

京门

【定位】　在侧腰部,当第 12 肋骨游离端的下方(图 2 – 52)。

【主治】　腹胀肠鸣、腰胁痛、小便不利、泄泻。

【功能】　和中止泻,化湿利水。

带脉

【定位】　在侧腹部,当第 11 肋骨游离端下方垂线与脐水平线的交点上(图 2 – 53)。

【主治】　月经不调、赤白带下、疝气、腰胁痛。

【功能】　调经止带,理气通经。

五枢

【定位】　在侧腹部,当髂前上棘的前方,横平脐下 3 寸处(图 2 – 53)。

【主治】　赤白带下、月经不调、阴挺、少腹痛、疝气、便秘、腰胯痛。

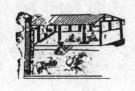

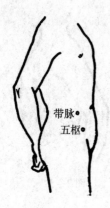

带脉
五枢

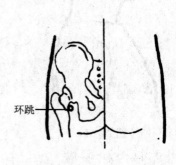

环跳

图2－53　　　　　　　　　　图2－54

【功能】　调经止带,疏利肝气。

环跳

【定位】　在股外侧部,侧卧屈股,当股骨大转子最凸点与骶管裂孔连线的外1/3与中1/3交点处(图2－54)。

【主治】　腰腿疼痛、半身不遂、脚气水肿、小儿麻痹症、风疹等。

【功能】　通经活络,活血止痛。

风市

【定位】　在大腿外侧部的中线上,当腘横纹上7寸,或直立垂手时,中指尖处(图2－55)。

【主治】　下肢痿痹、麻木,半身不遂,遍身瘙痒,脚气。

【功能】　祛风散寒,除湿通络。

阳陵泉

【定位】　在小腿外侧,当腓骨头前下方凹陷处(图2－56)。

【主治】　膝部肿痛、屈伸不利、半身不遂、下肢痿痹麻木、胁肋痛、口苦、黄疸。

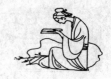

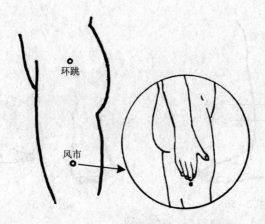

图 2 - 55

【功能】 舒筋活络,通利关节,疏利肝胆。

光明

【定位】 在小腿外侧,当外踝尖上 5 寸,腓骨前缘(图 2 - 56)。

【主治】 下肢痿痹、膝痛、目痛、夜盲、颊肿、乳胀痛。

【功能】 蠲痹通经,泄肝胆热。

悬钟(又称绝骨)

【定位】 在小腿外侧,当外踝尖上 3 寸,腓骨前缘(图 2 - 56)。

【主治】 胸腹胀满、胁肋疼痛、腋下肿、半身不遂、颈项强痛、膝腿痛、脚气。

【功能】 通经活络,理气止痛。

丘墟

【定位】 在足外踝的前下方,当趾长伸肌腱的外侧凹陷处(图 2 - 57)。

【主治】 胸胁痛、腋下肿、颈项痛、目赤肿痛、疝气、疟疾、下肢痿痹、中风偏瘫、外踝肿痛。

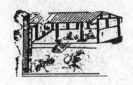

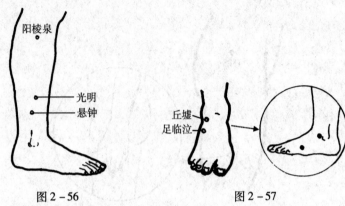

图 2－56　　　　　　　　　　　　　图 2－57

【功能】　理气行滞,通经活络。

足临泣

【定位】　在足背外侧,当足4趾关节(第4跖趾关节)的后方,小趾伸肌腱的外侧凹陷处(图2－57)。

【主治】　头痛、目外眦痛、胁肋痛、乳痈、瘰疬、目眩、疟疾、中风偏瘫、痹痛不仁、足跗肿痛。

【功能】　疏利肝胆,消痛散结,通经蠲痹。

十二、足厥阴肝经经穴

(一)肝经循行部位

足厥阴肝经,脉起于足大趾毫毛部大敦穴,沿足背上方,经过内踝前1寸处,向上至内踝上8寸处交叉于足太阴经的后面,上行膝内侧,沿大腿内侧入阴毛中,环绕阴器,上至少腹,挟胃上行,属肝,络胆,向上通过横膈,分布于胁肋,沿喉咙之后上入鼻咽部,连接目系,上出于额,与督脉会合于巅顶;其支脉从目系下行颊里,环绕唇内;另一支脉从肝分出,通过横膈,向上流注于肺,与手太阴肺经相接(图2－58)。

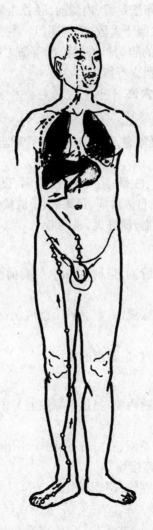

图2－58　肝经循行部位

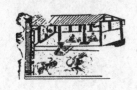

本经在体表分布于足背、内踝前、胫骨内侧面、大腿内侧、前阴、胁肋部。其经穴起于大敦,止于期门。本经经穴主治肝脏及与肝脏有密切关系的胆、肾、心、脾、肺等脏之疾病,具有疏肝理气、平肝息风、通经泄火等作用。

(二)肝经拔罐穴位

太冲

【定位】 在足背侧,当第1~2跖骨结合部的前方凹陷处(图2-59)。

【主治】 头痛、眩晕、疝气、月经不调、腹胀、胁痛、癫痫、小儿惊风、黄疸、呃逆、目赤肿痛、足跗痛、下肢痿痹。

【功能】 理气血,泄肝火,通经络。

中封

【定位】 在足背侧,当足内踝前,胫骨前肌腱的内侧凹陷处(图2-59)。

【主治】 胸腹胀满、黄疸、疝气、遗精、小便不利、阴茎痛、腰痛、内踝肿痛。

【功能】 疏肝理气,疏经通络。

蠡沟

【定位】 在小腿内侧,当足内踝尖上5寸,胫骨内侧面的中央(图2-60)。

【主治】 月经不调、赤白带下、阴痒、阴挺、疝气、小便不利、遗尿、睾丸肿痛、足胫痿痹。

【功能】 疏肝理气,调经利湿。

中都

【定位】 在小腿内侧,当足内踝尖上7寸,胫骨内侧面的中央(图2-60)。

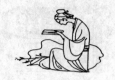

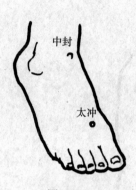

图 2－59

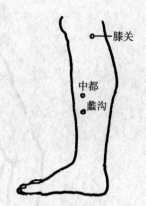

图 2－60

【主治】 胁痛、腹胀、泄泻、疝气、小腹痛、崩漏、恶露不尽。

【功能】 疏肝理气,调经止崩。

膝关

【定位】 位于小腿内侧,当胫骨内上髁的后下方,阴陵泉后1寸,腓肠肌内侧头的上部(图 2－60)。

【主治】 膝髌肿痛、屈伸不利、寒湿走注、历节风痛、下肢痿痹。

【功能】 祛风湿,通经脉,利关节。

章门

【定位】 位在侧腹部,当第 11 肋游离端的下方(图 2－61)。

【主治】 胸胁痛、腹胀、腹痛、肠鸣、呕吐、黄疸、痞块、奔豚、疝气、泄泻、小儿疳积。

【功能】 疏肝健脾,理气化湿。

期门

【定位】 在胸部,当乳头直下,第 6 肋间隙,前正中线旁开 4

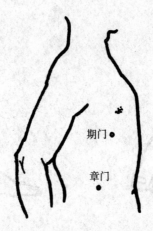

期门 ●

章门 ●

图2－61

寸(图2－61)。

【主治】 胸胁胀满疼痛、腹胀、呕吐、呃逆、食欲缺乏、奔豚、咳喘、疝气、乳痈、小便不利。

【功能】 疏肝理气,宽中利湿。

十三、任脉经穴

(一)任脉循行部位

任脉起于小腹内,下出会阴,向上行于阴毛部,沿着腹内,向上经过关元等穴,到达咽喉,再上行环绕口唇,经过面部,进入目眶下(图2－62)。

本经在体表分布于会阴、腹、胸、颈、下颌部的正中线上。其经穴起于会阴,止于承浆。任脉统诸阴,主胞胎,主治肝肾、脾胃、心肺、咽喉、妇科等疾病,具有补中益气、回阳固脱、宁心安神、调经止带、温阳利水、理气止痛、调理脾胃、止咳平喘、凉血止血、通经活络等作用。

中国民间拔罐疗法

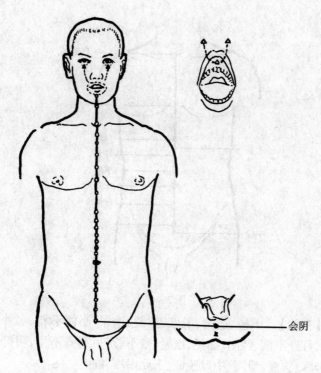

会阴

图 2 - 62 任脉循行部位

（二）任脉拔罐穴位

中极

【定位】 在下腹部,前正中线上,当脐中下 4 寸(图 2 - 63)。

【主治】 阳痿、遗精、早泄、月经不调、痛经、带下、崩漏、阴挺、恶露不尽、胞衣不下、水肿、小便不利、腹痛、奔豚。

【功能】 补元阳,调经血,利膀胱。

关元

【定位】 在下腹部,前正中线上,当脐中下 3 寸(图 2 - 63)。

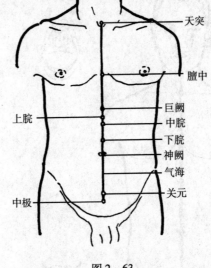

图 2-63

【主治】 阳痿、遗精、脱肛、虚脱、遗尿、小便不利、水肿、尿频急、月经不调、经闭、痛经、崩漏、带下、产后恶露不尽、阴挺、疝气、奔豚、腹痛、泄泻、中风脱证、下元虚冷、痢疾。

【功能】 补肾壮阳,培元固脱,调经止带。

神阙

【定位】 在腹中部,脐中央(图2-63)。

【主治】 虚脱、久泻久痢、肠鸣腹痛、五更泻、脱肛、疝气、奔豚、水肿腹胀、小便不通。

【功能】 补中理气,温阳固脱,利水消肿。

下脘

【定位】 在上腹部,前正中线上,当脐中上2寸(图2-63)。

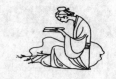

【主治】 脘痛、腹胀、呕吐、呃逆、食谷不化、肠鸣、泄泻。

【功能】 健脾理气,降逆止呕。

中脘、上脘

【定位】 中脘,在上腹部,前正中线上,当脐中上 4 寸;上脘,当脐中上 5 寸(图 2 - 63)。

【主治】 胃痛、脘腹胀痛、呕吐、吞酸、呃逆、腹胀、肠鸣、泄泻、积聚、奔豚、饮食不化、虚劳吐血。

【功能】 健脾益胃,和中降逆,理气消滞。

巨阙

【定位】 在上腹部,前正中线上,当脐中上 6 寸(图 2 - 63)。

【主治】 胸痛、心痛、惊悸、心烦、癫狂、痫证、健忘、呕吐、呃逆、胸满气短、泄利。

【功能】 理气宽胸,宁心定惊,降逆除满。

膻中

【定位】 在胸部,当前正中线上,平第 4 肋间,两乳头连线的中点(图 2 - 63)。

【主治】 咳嗽、气喘、胸痹、心痛、心悸、乳少、乳痈、乳房痞块、噎膈、呃逆。

【功能】 宣肺止咳,宽胸降逆,利气通乳。

十四、督脉经穴

(一)督脉循行部位

督脉,脉起于小腹内,下出会阴,向后行于脊柱的内部,上达项后风府,进入脑内,上行头顶,沿前额下行至鼻(图 2 - 64)。

本经在体表分布于尾骶、腰脊、颈项、头面、鼻口部的正中线上。其经穴起于长强,止于龈交。督脉为诸阳之会,主治热病、

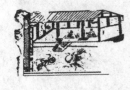

神志病、肛肠疾病等,具有补中益气、回阳固脱、醒脑开窍、宁心安神、调理脾胃、利水消肿、调经止带、泄热止痛、解表散邪等作用。

图 2-64　督脉循行部位

(二)督脉拔罐穴位

腰俞

【定位】　在骶部,后正中线上,正当骶管裂孔处(图2-65)。

【主治】　腰脊强痛、腹泻、便秘、下肢痿痹、痔疾、脱肛、月经

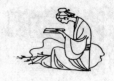

不调、便血。

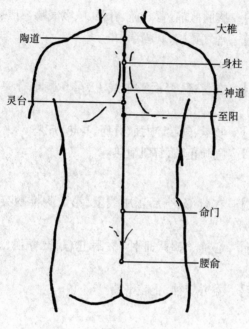

陶道

大椎

身柱

神道

至阳

灵台

命门

腰俞

图 2 – 65

【功能】　强腰通经,调理气血。

命门

【定位】　在腰部,当后正中线上,第2腰椎棘突下凹陷中（图2－65）。

【主治】　虚损腰痛、脊强、阳痿、遗精、遗尿、泄泻、脱肛、白浊、月经不调、带下清冷、胎元不固、头晕耳鸣、手足逆冷。

【功能】　温肾壮阳,固精止带,培元补虚。

至阳

【定位】　在背部,当后正中线上,第7胸椎棘突下凹陷中

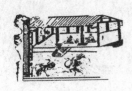

（图2-65）。

【主治】 胸胁胀痛、背心痛、脊强、咳嗽气喘、身热。

【功能】 理气宽胸,利膈调中。

灵台

【定位】 在背部,当后正中线上,第6胸椎脊突下凹陷中
（图2-65）。

【主治】 咳嗽、气喘、项强、背痛、身热、疔疮。

【功能】 宣肺止咳,解肌泄热。

神道

【定位】 在背部,当后正中线上,第5胸椎棘突下凹陷中
（图2-65）。

【主治】 心痛、惊悸、怔忡、失眠健忘、腰脊强、肩背痛、咳
嗽、气喘。

【功能】 益心宁神,止咳平喘。

身柱

【定位】 在背部,当后正中线上,第3胸椎棘突下凹陷中
（图2-65）。

【主治】 身热、头痛、咳嗽、气喘、腰脊强痛、疔疮发背。

【功能】 解热散邪,泄热拔毒。

陶道

【定位】 在背部,当后正中线上,第1胸椎棘突下凹陷中
（图2-65）。

【主治】 头痛项强、恶寒发热、咳嗽、气喘、胸痛、脊背痠痛、
疟疾。

【功能】 解肌散邪,止咳平喘。

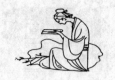

中国民间医学丛书

大椎

【定位】 在后正中线上,第7颈椎棘突下凹陷中(图2-65)。

【主治】 热病、咳嗽、喘逆、项强、肩背痛、腰脊强、疟疾、骨蒸潮热、中暑、呕吐、风疹。

【功能】 祛风泄热,补肺定喘。

第二节　经外奇穴常用拔罐穴位

一、头颈部

印堂

【定位】 在额部,当两眉头之中间(图2-66)。

【主治】 头痛、头晕、鼻塞、鼻渊、感冒、失眠、急慢惊风。

【功能】 祛风通窍,息风宁神。

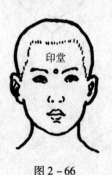

图2-66

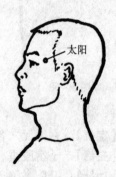

图2-67

太阳

【定位】 在颞部,当眉梢与目外眦之间,向后约1横指的凹陷处(图2-67)。

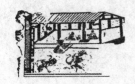
【主治】 偏正头痛、目赤肿痛、口眼歪斜、牙痛、三叉神经痛。

【功能】 祛头风,泄肝热,通经络。

二、胸腹部

胃上

【定位】 在腹部脐上2寸、旁开4寸处(图2-68)。

【主治】 胃下垂、胃痛、腹胀。

【功能】 益胃升提,行气宽中。

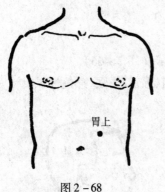

图2-68

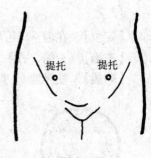

图2-69

提托

【定位】 在关元穴各旁开4寸(图2-69)。

【主治】 子宫脱垂、痛经、腹痛、腹胀、疝气、肾下垂。

【功能】 升阳举陷,行气止痛。

子宫穴

【定位】 在中极旁各开3寸(图2-70)。

【主治】 子宫脱垂、月经不调、痛经、崩漏、不孕。

【功能】 升阳举陷,调经止崩。

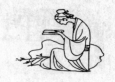

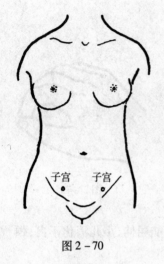

图 2 - 70

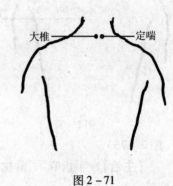

图 2 - 71

三、腰背部

定喘

【定位】　在大椎穴旁开 0.5 寸(图 2 - 71)。

【主治】　咳嗽、哮喘、落枕、肩背痛。

【功能】　理气宣肺,止咳定喘。

胃管下俞

【定位】　在背部,当第 8 胸椎棘突下,旁开 1.5 寸(图2 - 72)。

【主治】　胃痛、胸胁痛、胰腺炎、消渴、咽干咳嗽。

【功能】　益胃养阴,理气通滞。

四、四肢部

外劳宫

【定位】　在手背侧,第 2 ~ 3 掌骨之间,掌指关节后 0.5 寸

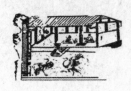

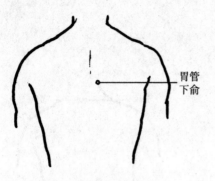

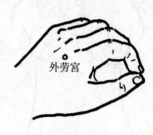

胃管
下俞

外劳宫

图 2 - 72　　　　　　　　　　　图 2 - 73

（图2 - 73）。

【主治】　手指麻木、落枕、五指不能屈伸、小儿消化不良、颈椎综合征。

【功能】　通经活络，消食导滞。

阑尾穴

【定位】　在小腿前侧上部，当犊鼻下5寸，胫骨前嵴旁开1横指（图2 - 74）。

【主治】　急慢性阑尾炎、胃脘疼痛、消化不良、下肢痿痹。

【功能】　调理肠腑，通滞下积。

胆囊穴

【定位】　在小腿外侧上部，当腓骨小头前下方的凹陷处（阳陵泉）直下2寸（图2 - 74）。

【主治】　急慢性胆囊炎、胆石症、胆道蛔虫症、胆绞痛、胁痛、下肢痿痹。

【功能】　泄热利胆，缓急止痛。

鹤顶

【定位】　在膝上部、髌骨的中点上方凹陷处（图2 - 75）。

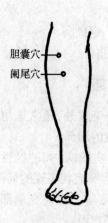

胆囊穴 —◦

阑尾穴 —◦

图 2－74

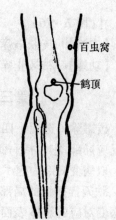

百虫窝

鹤顶

图 2－75

【主治】　膝关节痠痛、鹤膝风、腿足无力、脚气。

【功能】　通利关节，祛湿通络。

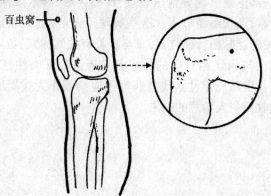

百虫窝 —◦

图 2－76

百虫窝

【定位】　屈膝，在大腿内侧、髌骨内侧上端上 3 寸，即血海

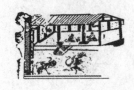
上 1 寸(图 2 - 76)。

　　【主治】　皮肤瘙痒、风疹块、下部生疮、蛔虫病。

　　【功能】　祛风止痒,泄热凉血,安蛔祛虫。

第三节　病变反应局部

　　拔罐除了选用十四经脉的穴位和经外奇穴外,还常选用病变反应局部,它包括病变的局部和病理反应的局部。

　　取病变局部为施术部位,如疮毒痈疖、皮肤病(如神经性皮炎)、跌闪挫扭伤的局部,头、腰部,风湿麻痹等症状表现的局部;与病变对应的躯体表面,如痛经选取下腹部等。在病变局部施术,可产生拔毒泄热、活血散瘀、调节脏腑等作用。

　　选取病理反应局部作为施术部位,这些病理反应是在疾病过程中,在体表的某一部位上出现的反应点或反应区域。如在体表某一部位处出现异常压痛点、疼痛区域、麻木区,或出现斑丘疹、条索、点状小结节等。这些病理反应点(区),常出现在与疾病相关的经脉循行部位上,或与病脏有关的腧穴、特定体表部位上,或在与病灶相对应的体表部位上。临证时注意观察、总结,不难找出其规律性。找准病理反应局部作为拔罐的施术部位,常能收到令人满意的效果。

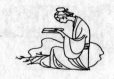

第三章　常见疾病的拔罐疗法

第一节　内科病证

一、感　冒

　　感冒是因风邪侵袭人体而引起的疾病,临床上以头痛、鼻塞、流涕、喷嚏、恶寒、发热、脉浮等为主证。一般病程 3～7 天。感冒亦称伤风、冒风。如果病情较重,并在一个时期内广泛流行,证候多相类似者,称为流行性感冒。感冒病因,由感受外邪引起:或气候突然变化,如夏天突然转凉,冬天突然气温升高;或气候变化过于强烈,如夏天太炎热,冬天太寒冷等;当人体正气虚弱,抵抗力不足时,外邪乘虚侵入故而发生感冒。西医所称的上呼吸道感染属于感冒的范围,流行性感冒属于时行感冒范围。

　　(一)一般罐法

　　1. 火　罐

　　【取穴】　大椎、身柱、大杼、风门、肺俞。

　　【配穴】　鼻塞加印堂,身热加曲池、委中,可用针罐法;头痛甚者加太阳、印堂;喉痒作咳加刺天突;咽喉肿痛加少商三棱针点刺放血。

　　【操作】　患者取俯卧位或俯伏坐位。取大小适宜的玻璃火

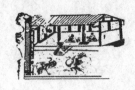

罐,用闪火法或架火法,将火罐扣在应拔穴位上,留罐 10～15 分钟。

2. 走　罐

【取穴】　背部足太阳膀胱经穴、督脉经穴。

【配穴】　鼻塞甚者加合谷,行出针罐法;恶心呕吐者加内关、中脘,行姜汁罐法。若肌肉消瘦或小孩肌肤细嫩,不适用走罐方法者,可在上述经穴循行线上,采用疏排罐法,留罐 10～15分钟,起罐后在大椎、肺俞、大杼穴上各闪罐 5～6 次。

【操作】　患者取俯卧位,暴露整个背部,在沿督脉、两侧膀胱经的循行路线上涂抹适量凡士林,或液状石蜡,或植物油,风寒重者用姜汁涂抹。取中号火罐一只,用闪火法排气吸拔在背部,沿督脉及膀胱经来回走罐,以皮肤潮红为度。最后将火罐停留于大椎穴上,留罐 10 分钟。起罐后用毛巾或卫生纸将背部油渍擦净。

3. 挤压罐

【取穴】　大椎、风门、肺俞、外关、合谷。

【配穴】　头痛加印堂、太阳;背痛痠楚在背部膀胱经循行线上走罐;湿重加阴陵泉;腹胀便溏加天枢。

【操作】　根据选取部穴位,选用大小适宜的橡胶罐,挤压吸拔于穴位上,留罐 10～15 分钟。走罐用玻璃火罐施术。

(二)复合罐法

1. 针罐(1)——刺络拔罐

【取穴】　大椎。

【操作】　在大椎穴进行常规消毒,用三棱针在局部点刺2～3下,或用皮肤针重叩后,立即在针刺部位拔火罐,以溢血为度,留罐 5～10 分钟起罐。根据患者自觉症状消除与否决定治

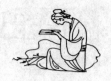

疗次数。适用于风热感冒。

2. 针罐(2)——出针罐法

【取穴】 大椎、合谷、风池。

【配穴】 风寒型加列缺;风热型加外关;头痛加太阳、百会;鼻塞加上星、迎香;咳嗽加肺俞、太渊;咽痛加少商(放血)、鱼际。

【操作】 主穴采用泻法,配穴用平补平泻法,留针20分钟,中间行针1~2次。起针后在大椎穴拔罐10~20分钟,1~2日治疗1次,5日为1个疗程。

3. 药罐(1)——药汁罐法

【取穴】 肺俞、心俞、膈俞、天突、大椎、膻中。

【操作】 取生姜或大葱头适量,捣烂,对入少量水。先将药汁贮入罐中,不超过罐内容量的1/3,用闪火法排气,吸拔于施术穴位上,留罐5~10分钟。适用于风寒感冒。

4. 药罐(2)——煮药罐法

【取穴】 大椎、合谷、肺俞、风门、膻中。

【操作】 可以选用本书中"药液罐法方"治疗感冒的处方,或根据具体病情,风寒感冒选用麻黄汤、葱豉汤、荆防败毒散等,风热感冒选用银翘散、桑菊饮等。将药物装入布袋放入锅中加水适量煎煮,煮开后加入5个竹罐同煎,约15分钟后,用长镊子将罐子底朝上口朝下夹出,用毛巾紧扣罐口片刻,趁热扣在皮肤上,手持罐子约半分钟,使之吸牢。一罐一穴,留罐10~15分钟。

二、咳 嗽

咳嗽是肺系疾患的一个常见证候。外感或内伤的多种原因,导致肺气失于宣发、肃降,均会使肺气上逆而引起咳嗽。一般而言,咳指肺气上逆作声,嗽指咯吐痰液。有声有痰为咳嗽,

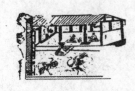

有声无痰为咳逆。究之临床,很难将两者截然分开,故一般均通称咳嗽。咳嗽成因不外外感、内伤二途,或由外邪侵袭,肺脏受感,肺失宣降,因而发生咳嗽;或由其他脏腑病变,传至肺脏而为咳嗽。外感咳嗽调治失当,会转为慢性咳嗽;内伤咳嗽感受外邪,亦会急性发作。慢性咳嗽迁延日久,或年老体弱,脏气大伤,则会并发喘息,成为"咳喘"。西医所称的呼吸道感染、急慢性支气管炎、支气管扩张、肺炎等疾病引起的咳嗽,均可参考本疗法。

(一)一般罐法

1. 火 罐

【取穴①】 大杼、风门、肺俞、中府、膏肓。

【配穴】 咳嗽兼喘加膻中、定喘穴;胸脘痞闷加中脘、内关;痰多加丰隆、脾俞;咳引胁痛加肝俞、期门。

【操作】 患者取俯伏坐位或俯卧位,取大小适宜的火罐用闪火法或投火法等,将火罐吸拔在所取穴位上,留罐 10 ~ 15 分钟。每 3 ~ 4 天治疗 1 次,或根据皮肤反应而定,5 次为 1 个疗程。适用于各种咳嗽。

【取穴②】 背部第 1 ~ 12 胸椎两侧,足太阳膀胱经背部第一侧线上。

【操作】 患者取俯卧位,将大小适宜的火罐,在两侧各吸拔 5 ~ 6 只,至皮肤瘀血为度,隔 2 ~ 3 日拔罐 1 次。适用于各种急慢性支气管炎引起的咳嗽。

2. 走 罐

【取穴①】 取膀胱经肺俞至脾俞(双侧)。

【操作】 患者取俯伏坐位或俯卧位,暴露背部。在背部穴位处及罐口涂抹适量凡士林油膏,采用闪火法将罐具先拔于一侧肺俞,待 5 分钟后将火罐向背部下方滑动至脾俞,走罐后用同

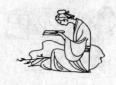

法施于另一侧的肺俞与脾俞,直至背部两侧皮肤均呈现充血或瘀血为度。3 天治疗 1 次,3 次为 1 个疗程。适用于各种咳嗽。

【取穴②】 督脉:大椎至至阳穴;膀胱经:肺俞至膈俞穴(双);小肠经:秉风至天宗穴(双)。

【操作】 患者取俯卧位,暴露背部,观察皮肤无破损后,选用罐口平滑的玻璃罐,先在背部治疗部位及罐口涂抹适量凡士林,或液状石蜡,然后用闪火法将罐子吸拔在皮肤上,按照走罐要领在所取经穴上缓慢地上下推动,来回 4 ~ 6 次。如为风寒咳嗽,皮肤呈现紫红色;风热咳嗽,皮肤呈现潮红色;发热者除推移外并应留罐于大椎穴 3 ~ 5 分钟,此时患者即感咽喉舒适清爽。隔日治疗 1 次,3 次为 1 个疗程。

3. 抽气罐

【取穴】 ①大椎、肺俞、中府、膻中;②身柱、至阳、膏肓、大杼;③灵台、华盖、库房、督俞。

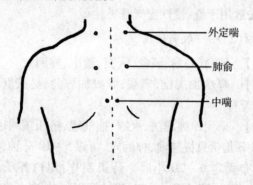

外定喘

肺俞

中喘

图 3 – 1

【操作】 每次选取一组穴位,三组穴位交替使用。选取大小适宜的抽气罐,用抽气法吸拔于穴位上,留罐 10 ~ 15 分钟。病情轻者,每日或隔日施术 1 次;病情重者,每天施术 2 次。

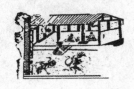

中国民间拔罐疗法

（二）复合罐法

1. 药罐（1）——药液罐法

【取穴】 ①外定喘（大椎穴旁开1.5寸处，双）②肺俞（双）；③中喘（第5~6胸椎棘突之间旁开3分处，双）（图3-1）。

【操作】 选用青、链霉素小药瓶制成的小抽气罐。配制药液，用白芥子、延胡索、细辛各30克，甘遂10克，共研为细末，置于体积分数为75%的酒精500毫升内浸泡1周，过滤后即可使用。在小抽气罐中，注入0.5毫升药液，将装好药液的小罐迅速扣紧在皮肤上，勿使药液流出，然后用20毫升的注射器，将针头从瓶塞刺入，把瓶内空气抽出，造成负压，即吸附于穴位上。局部皮肤被拔起达一定高度后，将针头拔出，留罐20~30分钟，皮肤出现深红色的红晕，即可起罐。每天选用一组穴，每3天为一循环，每个穴位轮回5次，共15次为1个疗程。若因拔罐时间过长，皮肤局部出现水泡，不需特别处理，穿破排水即可，亦可自行吸收。本法适用于急、慢性支气管炎。

2. 药罐（2）——敷药罐法

【取穴】 肺俞、心俞、膈俞、天突、膻中、神阙。

【配穴】 哮喘加大椎、定喘；脾虚加脾俞、足三里、丰隆；肾虚加肾俞、膏肓。

【操作】 采用单纯罐法，火罐、抽气罐、挤压罐均可，吸拔穴位。7岁以下儿童只拔肺俞、神阙穴，留罐5~10分钟，起罐后敷贴药饼，胶布固定6~20小时。药饼制作：用白芥子、细辛、甘遂、吴茱萸、苍术、青木香、川芎、雄黄、丁香、肉桂、皂角各等量，红参1/10量，冰片适量，共研细末，用鲜姜汁调成稠糊状，做成直径约1厘米的圆饼备用。每年三伏天和三九天治疗，6次为1个疗程，可连治3个疗程，主要用于治疗慢性支气管炎。

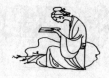

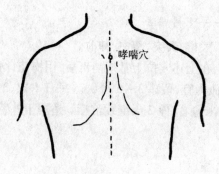

哮喘穴

图 3 - 2

3. 药罐(3)——针药罐法

【取穴】 哮喘穴(在第2~3胸椎棘突之间)见图3-2。

【操作】 先用毫针快速针刺穴位,得气后出针,不留针,然后拔火罐于上,留罐5分钟,起罐后在针眼处放上砒霜0.1克,用胶布固定,成人贴药12小时,儿童贴药6~8小时。在治疗当日及次日睡前各服蒸西瓜1个(西瓜切顶后,将瓜瓤取出少许并捣松装入红枣7枚,干姜15克,置于锅内,蒸熟后趁热吃西瓜瓤及红枣)。主要用于慢性支气管炎。

4. 灸罐——灸罐法

【取穴】 大椎、肺俞、身柱、中府、胸背部啰音明显处。

【配穴】 咽痒咳嗽甚者,温和灸天突穴10~15分钟;痰多者,加丰隆;出虚汗者,加复溜、三阴交、涌泉、合谷等穴施灸罐;体质虚弱、食欲缺乏、病情较缓者,加足三里。

【操作】 选好治疗穴位,先行灸法,用艾条行温和灸,每穴10~15分钟,然后拔罐,可选用火罐、抽气罐、挤压罐等,留罐10~15分钟,皮肤出现瘀斑后起罐。本法适用于咳嗽清稀、体质虚寒或寒实咳嗽者。

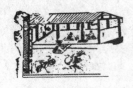
5. 针罐——叩刺罐法

【取穴】 大椎、天突、膻中、肺俞。

【操作】 在上述穴位上常规消毒后,用梅花针弹刺,然后拔火罐,以拔出血为宜,留罐 3~5 分钟。每日 1 次,3 日为 1 个疗程。1 个疗程未愈者,停 2 天继续治疗。适用于外感引起的各种咳嗽。

三、哮 喘

哮喘俗称"吼病"。哮指喉中有痰鸣音,喘指呼吸困难而急促,两者相兼,名为"哮喘"。本病的基本病因是痰饮伏肺。凡有"伏饮"之人,遇到气候失常、饮食失宜,或情志、劳累过度,均会发生哮喘。本病具有反复发作的特点,一年四季均会发作,尤以寒冷季节、气候急剧变化时发病较多。西医的支气管哮喘、喘息型慢性支气管炎、肺部感染、肺炎、肺气肿、慢性肺源性心脏病等疾病过程中所出现的哮喘证候,均属中医哮喘范围,可参照本疗法。

(一)一般罐法

1. 火 罐

【取穴】 大椎。

【操作】 患者取俯伏坐位,将大椎穴部位消毒,根据患者体型、胖瘦选用玻璃火罐,胖者选用大罐,瘦者选用中罐,可用闪火法将火罐拔在穴位上。约 10 分钟后,吸附部位产生瘀血现象和皮肤出现水泡,如 10 分钟不现水泡可延长至皮肤出现水泡后再起罐。然后用酒精棉球轻擦瘀血处的水泡(勿将水泡擦破)并且消毒,敷盖消毒纱布,以胶布固定,7 天后水泡自行吸收、结痂而愈。拔罐每 7 天 1 次,5 次为 1 个疗程。患者喘急呼吸困难者,可配合针刺鱼际穴,施以捻转提插(泻或平补平泻)法,直到患者

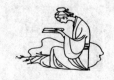

感觉喘息渐平,胸前窘迫感逐渐缓解时,方可出针。亦可取肺俞(双)、中府(双)穴,每日或隔日拔罐 1 次,每次 5~10 分钟,5 次为 1 个疗程。

2. 闪　罐

【取穴】　肺俞(双)、督俞(双)、陶道、至阳。

【操作】　左手拿罐,右手持止血钳夹点燃的酒精棉球,用闪火法在选定部位扣罐,瞬间起罐,在一个穴位上连续扣罐、起罐 15 次。每日 1 次,5 天为 1 个疗程。

3. 水罐——贮水罐法

【取穴】　肺俞(双)、大椎。

【操作】　患者取侧卧位,待罐子吸拔住后,再调整为俯卧位。选用大号玻璃罐装入 1/3 罐的温水,用贴棉法或投火法排气,将罐扣在应拔穴位上。留罐 15 分钟,起罐后再拔另一穴位。哮喘轻者拔 4~5 次,重者 5~6 次。如顽固者加屋翳穴,左右各拔一罐。起罐时,要特别注意,一般先用右手将罐向右侧倾压,使之向右偏斜,并将病人身体微向右侧转位,使罐口斜向上,然后以左手食指按压罐口左侧上方的肌肤,让空气进入并迅速将罐口转上,罐子即起毕,水不会溢出。

4. 挤压罐

【取穴】　肺俞(双)、膻中、天突、定喘(双)。

【配穴】　痰多加丰隆,发热加大椎,虚喘加肾俞、脾俞、气海、关元。

【操作】　选用大小适宜的橡胶罐,挤压吸拔在穴位上,留罐 10~15 分钟,每日 1 次。

5. 走　罐

【取穴】　于手太阴肺经中府穴闪罐;沿背部定喘穴起,经肩

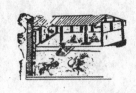
中俞、肩外俞、附分、魄户至膏肓止,或沿大杼、风门、肺俞穴走罐后在大椎穴留罐。

【操作】 室内温度保持在 20℃ 左右。患者取坐位,先在中府穴(双)闪罐 10 次,留罐 10 分钟,再选用中号或大号玻璃罐,在罐口或走罐部位涂抹凡士林,走罐 5 次。隔日治疗 1 次。

(二)复合罐法

1. 药罐(1)——药液罐法

【取穴】 肺俞(双)、膈俞(双)、大肠俞(双)。

【操作】 选取有机玻璃制成的抽气罐,压紧在应选穴位的皮肤上,用注射器抽取药液[麻黄 25 克,苏子 20 克,杏仁 20 克,款冬花 20 克,桑白皮 30 克,白果 20 克,马兜铃 15 克,肉桂 10 克,煎煮成质量浓度为 400g/L(40%)的药液]20~40 毫升,灌注于罐内。将橡皮帽覆盖于罐排气孔,用注射器或吸引器抽出罐内空气,形成负压,留罐 20~30 分钟。起罐时,可以先用注射器吸出药液,再起罐,或仿照水罐法起罐。每日 1 次,10 次为 1 个疗程。药液配方还可以选用"药液罐法方"(详见第一章"药罐常用处方")。

2. 药罐(2)——药酒罐法

【取穴】 定喘(双)、肺俞(双)、膏肓(双)。

【操作】 选取抽气罐,每罐贮药酒 0.5 毫升(白芥子、细辛、延胡索各 30 克,甘遂 9 克,共研细末,置入体积分数为 95% 的酒精 500 毫升内,浸泡 1 周),留罐 20~30 分钟。每日 1 次,15 次为 1 个疗程。

3. 针罐(1)——刺络罐法

【取穴】 大杼至膈俞,肺俞、膈俞(均双侧)。

【操作】 先用毫针行针刺法,取 7 对背俞穴,行捻转补法 1

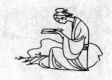

分钟,再取两侧肺俞、膈俞用三棱针点刺3~5点,出血后拔罐于上,每罐出血2~3毫升即可。

4. 针罐(2)——出针罐法

【**取穴**】 肺俞、膻中、天突、大椎、定喘、身柱。

【**操作**】 每次取3~4穴,先行针刺法,得气后出针,然后拔罐,留罐10~15分钟,每日1次。

5. 走罐挑刺灸法

【**取穴**】 背部阳性点。

【**操作**】 ①走罐:患者取俯卧位,充分暴露背部,涂上适量液状石蜡作润滑剂,以中号玻璃罐在上至颈椎、下达骶骨的两侧及腋中线的部分进行走罐。走罐时,医生双手扶住罐体向上下左右匀速地来回推行,一般走罐3~5遍即可。②选点:走罐后,患者全背呈现潮红,其中有一些新出现的、明显的、周界清楚或高出皮肤,其色污黑或深褐,或中心色白而周围潮红的反应点,如绿豆大小,一般在5~15个之间。病程长、病情重的患者,反应点较多,甚至可多达30多个,每次选择其中表现最突出的5~12个即可。③挑刺:对选出的病理点进行挑刺治疗。方法:常规局部消毒后,用质量浓度为5g/L(0.5%)的普鲁卡因在每个点做皮下麻醉,然后用已消毒好的挑针(专用挑针或三棱针)沿麻醉后的针孔进针约0.3厘米,一般右手持针,左手配合,用力挑破皮下纤维(外挑法),或在皮内挑断皮下纤维(内挑法),以针下有空洞感为度,出针后局部再消毒一次。④艾灸:对挑治后的点,逐一用艾条进行温和灸,每点灸5分钟。

每走罐选点挑刺1次后,对挑点1日1灸,连续灸10日为1个疗程。在挑治后当日最好不要沐浴或过分活动,以防感染。急性病证,通常挑刺1次,于当日即可获效,不必按疗程计算;慢

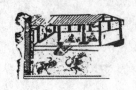
性病,一般需连续治疗 3 个疗程。

四、眩　晕

眩晕是目眩和头晕的总称。目眩即眼花或眼前发黑、视物模糊;头晕即感觉自身或外界景物旋转,站立不稳。两者常同时并见,故统称为眩晕。眩晕之证,多由风、火、痰、虚所致。若素体虚弱,或心脾两虚,气血生化之源不足,不能上荣头目,或因房事不节,肾阴暗耗、髓海空虚,导致眩晕者为虚证。若因情志失调、郁怒伤肝,致肝阳上亢,或嗜食肥甘、湿盛生痰、痰浊上扰,导致眩晕者为实证。西医的高血压、动脉硬化、内耳性眩晕、贫血、神经衰弱等证引起的眩晕症状均属本病范围。

(一)一般罐法

1. 火罐——治实证

【取穴】　肝俞、脾俞、心俞、太冲。

【配穴】　痰多加丰隆、合谷,肝胆火盛加阳陵泉、涌泉。

【操作】　选取大小适宜的玻璃火罐,用闪火法或投火法排气,吸拔在穴位上,留罐 10～15 分钟,每日治疗 1 次。

2. 火罐——治虚证

【取穴】　膈俞、肾俞、足三里、百会。

【配穴】　心悸加内关,气血不足加脾俞。

【操作】　百会穴用灸法,余穴用罐法。选用大小适宜的玻璃罐,用闪火法或投火法排气,吸拔于穴位上,留罐 10～15 分钟,每日治疗 1 次。

3. 抽气罐

【取穴】　曲池、承扶、委中、承筋、承山、涌泉、昆仑、足三里、丰隆、太冲。

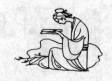

【操作】 每次选取 3～5 穴,选用排气球抽气罐,每穴吸拔 10～15 分钟,每日 1 次。

（二）复合罐法

1. 针罐(1)——刺络罐法

【取穴】 ①大椎、心俞、肺俞;②身柱、胃俞、灵台;③大椎、神道、脾俞。

【操作】 每次选取一组穴位,隔日 1 次,交替使用,均用刺络拔罐法,适用于眩晕实证。

2. 针罐(2)——留针罐法

【取穴】 大椎。

【操作】 患者正坐垂头,用 28 号 2 寸毫针直刺大椎穴 1～1.5 寸,不捻转提插,待有下窜针感时,在针柄上放一酒精棉球点燃,扣上火罐,留罐 10 分钟。隔日 1 次,10 次为 1 个疗程,疗程间隔 5～7 日,一般治疗 3 个疗程。适用于高血压引起的眩晕。

五、头 痛

头痛是临床常见的症状之一,是指以头的某些部位或全头疼痛为主要表现的病证。本篇所论述的头痛,是指外感或内伤杂病以头痛为主要表现者,急性温热病所引起的头痛不在此类。凡风寒湿热之邪外袭,或痰浊、瘀血阻滞经络,或肝阳上扰清空,或气虚清阳不升,血虚脑髓失养等,均可能引起头痛。

（一）一般罐法

火 罐

【取穴】 ①前额痛:阿是穴、印堂、合谷;②偏头痛:太阳、足临泣、外关(均取患侧);③头顶及后脑勺疼痛:大椎、百会、昆仑。

【操作】 操作:取大小适宜的火罐,用闪火法排气,拔罐于

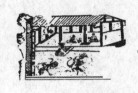

穴位上,留罐5~15分钟。百会穴只针不拔罐,合谷穴可配针刺治疗,每日1次。

(二)复合罐法

1. 药罐——药糊罐法

【取穴】 太阳、印堂、头痛处、阳白。

【操作】 取大小适宜的火罐,用闪火法拔于选定的穴位上,留罐5~15分钟,起罐。风热头痛取鲜薄荷叶适量,捣如糊状,制成如蚕豆大的药团数枚,起罐后敷贴于穴位处,以纱布、胶布固定,每日一次,每次4~6小时。风寒头痛取鲜生姜适量,捣如泥糊状,制成如黄豆大的姜团数枚(不要去姜汁),起罐后,敷于穴位处,上盖油纸固定即可,每日1次,每次1~2小时。

2. 针 罐

【取穴】 大椎。

【操作】 穴位常规消毒后,用消毒三棱针在大椎穴上横划1厘米长的痕迹,以划破皮肤并渗出少许血液为度,然后迅速把火罐拔在此穴上,留罐5~10分钟。取罐时内有血液3~5毫升,用消毒干棉球擦净血迹,再敷盖消毒棉球或纱布,用胶布固定,以防感染。每次治疗时可在原划线痕迹上或稍下处操作,但不宜在原划痕上重复。一般治疗1~2次即可痊愈。本法适用于实证、热证的头痛。无论是肝阳上亢、肝经实热,或是外邪上受、久而化热引起的头痛,均可用本法治疗。

3. 出针罐法

【取穴】 天宗。

【操作】 以毫针直刺穴位中心,又于该针的外上、外下方0.5寸处各进一针,使三针成锐角三角形,得气后留针10~15分钟,起针后立即拔罐10~15分钟,每1~2日施术1次,3次为1

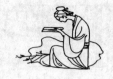

个疗程(图3-3)。本法适用于功能性头痛。

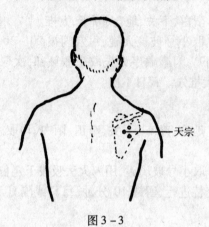

天宗

图 3-3

六、面瘫

面瘫,俗称口眼歪斜。本病发病急速,为单纯性的一侧面颊筋肉弛缓,无半身不遂、神志不清等症状。本病可发生于任何年龄,但以青壮年为多见。本病多由络脉空虚,风寒风热之邪乘虚侵袭面部筋脉,以致气血阻滞、肌肉纵缓不收而成面瘫。西医称的周围性面神经麻痹和周围性面神经炎,均属本病范围。

(一)一般罐法

1. 滚 罐

【取穴】 患侧面部及颈部。

【操作】 将中号玻璃罐在酒精灯下烤热,趁其温热时放在患侧面部、颈部上下滚动,冷则重新加热,反复温熨滚动,持续10~15分钟,每日1~2次,具有温通经络,祛邪外出的作用,是治疗面瘫的辅助疗法。

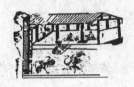
2. 闪 罐

【取穴】 阳白、下关、地仓、颊车、大椎。

【操作】 取小号玻璃火罐,每穴闪拔 20～30 下,夏季可减少为 10～15 下。闪罐顺序为先取患侧额部,次取面部,再取口角部,最后取大椎穴。每日 1 次。

3. 火 罐

【取穴】 地仓、颊车、下关、牵正、阳白,均取患侧,大椎、合谷(双)。

【操作】 取小号玻璃罐,用闪火法吸拔于穴位上,每次选用 3 穴,两组穴交替进行,留罐 10 分钟,每日或隔日 1 次,5 次为 1 个疗程。

(二)复合罐法

1. 药罐——敷药罐法

【取穴】 颊车、阳白、颧髎、地仓,均取患侧。

【操作】 取小号玻璃罐,用闪火法吸拔于患侧穴位上,留罐 10 分钟,起罐后外敷马钱子粉,每穴 0.2 克,或蓖麻子仁(捣烂)如绿豆大小,外用胶布固定,隔 3 天治疗 1 次。

2. 针罐(1)——刺络罐法

【取穴】 颊车、颧部。

【操作】 病侧和健侧交替使用。颊车用细三棱针点刺 3 下,用小火罐拔出血 1～3 毫升。颧部用粗三棱针点刺 1～2 下,用小火罐拔出血 2～5 毫升。病程在 1 周以内者,可每天刺 1～2 次,7 次为 1 个疗程,疗程间休息 3～5 天后继续治疗。一般在 1 个月左右即能恢复正常。

3. 针罐(2)——出针闪罐法

【取穴】 ①风池、攒竹、地仓、颊车、合谷。②牵正、四白、颊

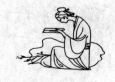

车、地仓、足三里。

【操作】 先用毫针针刺①组穴,留针留罐 15～20 分钟。用小号火罐以闪罐法闪拔②组穴,每穴 15 下。最好用两只火罐轮流使用,避免玻璃罐温度过高,引起烫伤。面部腧穴均取患侧。

4. 灸 罐

【取穴】 太阳、牵正、地仓穴后移 1 寸处,取患侧。

【操作】 先用艾条温和灸,每穴灸 7～10 分钟,然后用闪罐法闪拔,至局部潮红为度,每日 1 次,10 天为 1 个疗程,每疗程间隔 3 天。

5. 按摩罐

【取穴】 取患侧面部、颊车、四白、颧髎、阳白、翳风。

【操作】 先按摩患侧面部,重点按压上述穴位,每次按摩约 20 分钟,然后用闪火法把小火罐吸拔穴位上,留罐 10 分钟,每日 1 次。

七、痹 证

痹证是因感受风寒湿热之邪引起的以肢体、关节等疼痛、痠楚、麻木、重着以及活动障碍为主要症状的疾病,临床上具有渐进性或反复发作的特点。任何年龄、性别均可能罹患此病,尤以潮湿、寒冷、气候变化急剧的地区为多见。其主要病机是气血痹阻不通、筋脉关节失于濡养。本病包括风湿热、风湿性关节炎、肌纤维组织炎及坐骨神经痛等。

(一)一般罐法

1. 火 罐

【取穴①】 腰以上部位及上肢部关节炎取大椎、身柱、风门、心俞、膈俞;腰以下部位及下肢部关节炎取命门、脾俞、肾俞、

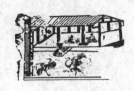

三焦俞、次髎。

【配穴】　肩关节炎取肩外俞、肩髃、肩髎、肩贞、天宗;肘关节炎取曲泽、曲池、天井、手三里;腕及掌指关节炎取内关、鱼际、外关、合谷;脊椎关节炎取大杼、肺俞、膈俞、肝俞、大肠俞;髋关节炎取五枢、环跳、膀胱俞、秩边、髀关、承扶;膝关节炎取血海、梁丘、阴陵泉、阳陵泉、委中、阴市、足三里;踝及跖趾关节炎取三阴交、下巨虚、悬钟、承山、涌泉。

【操作】　选取大小适宜的火罐在主穴上拔 4 ~ 6 罐,然后依据患病部位的不同选取配穴,每部位拔 3 ~ 5 罐不等。留罐时间 15 ~ 20 分钟。每日或隔日 1 次,2 周为 1 个疗程,疗程间休息 5 至 6 天。适用于风湿性关节炎。

【取穴②】　命门、腰阳关、环跳、肾俞、关元俞。

【操作】　病人俯卧,取大号玻璃火罐,用闪火法或投火法排气,吸拔于穴位上,留罐 10 ~ 15 分钟,每日 1 次。本法适用于寒湿型坐骨神经痛。也可在穴位上先闪罐 15 下,再留罐 10 分钟。

2. 挤压罐

【取穴】　大椎。

【配穴】　肩和上肢病变取肩贞、肩髎、臂臑、手三里、肩髃、外关;背脊部取身柱、至阳、命门、筋缩、肾俞;下肢取委中、承山、环跳、风市、三阴交。

【操作】　选取大小适宜的橡胶罐,先拔主穴,后拔配穴,留罐 15 ~ 20 分钟。拔罐后根据穴位的瘀血情况和罐内的水分,加拔不同的穴位。穴位颜色青紫,加拔血海、膈俞或委中以活血化瘀;穴位颜色浅淡,加拔足三里、关元以健脾补肾,调补气血;起罐后罐内水分较多,属于痰湿,常见于体型虚胖、面色萎黄者,加拔阴陵泉、丰隆,以化痰祛湿。本法适用于风寒湿痹证。

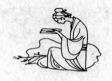

（二）复合罐法

1. 针罐（1）——刺络罐法

【取穴】 腰骶部风湿性疼痛：肾俞、膀胱俞、腰阳关、腰俞、十七椎；肩胛及背部疼痛：秉风、天宗、风门、肺俞、督俞；坐骨神经痛：秩边、环跳、承扶、承山、风市。

【操作】 每次选取 2～3 穴，先以质量浓度为 25g/L（2.5%）的碘酒棉球消毒穴位处，再以体积分数为 75% 的酒精棉球消毒脱碘，然后用消毒的三棱针在穴位处呈三角形或四边形刺入 5 分左右，使针处出血。采用闪火法置罐于上，最好选用玻璃罐，方能观察出血量。留罐 10～15 分钟，每个罐内出血量以 2～4 毫升为宜。起罐时一手持无菌纱布，一手用指压起罐法起罐，用无菌纱布拭去血迹，用体积分数为 75% 的酒精棉球擦拭按压针孔，不再出血则不再包扎。适用于痛痹日久者。

2. 针罐（2）——叩刺罐法

【取穴】 关节肿痛局部。

【操作】 常规消毒肿痛局部，用皮肤针重叩关节局部，使叩处出血少许，然后加拔火罐，留罐 10～15 分钟。适用于热痹关节肿痛。

3. 针罐（3）——出针罐法

【取穴】 在病变部位寻找压痛点，如无明显压痛点，则在患部肿胀处循经取穴。

【操作】 选取穴位后，常规消毒，用毫针刺入，一般行泻法。针刺得气后可留针或不留针，出针后在患处用闪火法拔罐，必须留罐 30 分钟以上。湿重患者可出现多个水泡，这样效果更好；有些患者感觉似有水流出，或如有风外溢。此法可将患者病变部位深处的经络疏通，亦可将患处多年存留的风寒湿邪吸出，从

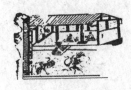
而达到治病的目的。起罐后出现水泡,依常规消毒后,用消毒针穿破水泡放尽水后,再消毒,最后以纱布覆盖固定。嘱患者次日来放水,直至水泡内无水为止。本法适用于风湿性关节炎。

4. 药罐(1)——针药罐法

【取穴】 以循经取穴为主,配以阿是穴。一般上肢取合谷、曲池、外关、内关、肩髃、臂臑,下肢取环跳、阳陵泉、阴陵泉、足三里、三阴交、绝骨、太冲等,腰部取华佗夹脊、肾俞、腰眼等穴。

【操作】 选取大小适宜的竹制煮罐10~15个,配制药物按照"药液罐法方"(详见第一章第六节"药罐常用处方"),将药物装入布袋煮15分钟,取出药袋放入竹罐再煮3~5分钟。选好穴位,先针刺,并留针。拔罐时用长镊子将煮沸过的竹罐夹出,甩掉多余水分,并立即向罐口吹一口气(使温度下降),轻扣在留针穴位上,把针扣在罐内,留罐10~15分钟,起罐和出针。隔日1次,1月为1个疗程。本法适用于风湿性关节炎,对类风湿、小儿麻痹症、中风后遗症、小儿脑性瘫痪等,亦有较好的疗效。

5. 药罐(2)——涂药罐法

【取穴】 阿是穴。

【操作】 按照"药酒罐法方"(详见第一章第六节"药罐常用处方"),配制"二乌涂酒方"。暴露患部,以痛点为中心,用药酒涂擦,涂擦面积可以较宽,然后拔火罐于上,留罐10~15分钟。每日治疗1次,6次为1个疗程。本法适用于风湿性关节炎、类风湿性关节炎、颈椎病、肩周炎、腰扭伤、腰肌劳损、坐骨神经痛等病证。

6. 药罐(3)——小药罐法

【取穴】 肩关节痛:大杼、风门、新设(图3-4),取双侧;患肢取肩髃、肩井、肩贞、天宗。肘关节痛:新设(图3-4)、肩中

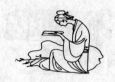

俞、大杼,均取双侧;患肢取曲池、手三里、内关、外关。膝关节痛:肾俞、气海俞、关元俞、膀胱俞、中膂俞,均取双侧;患肢取梁丘、血海、膝眼、委中、膝阳关、委阳。踝关节痛:肾俞、关元俞、中膂俞、白环俞,取双侧;患肢取昆仑、丘墟、足临泣、中封、太溪、复溜。

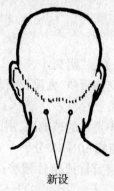

新设

图3-4

【操作】　依照"药液罐法方"(详见第一章第六节"药罐常用处方")制备药液。选用青、链霉素小药瓶制成的特殊小罐,选定穴位后,于每个小罐内装入1/2的药液,然后迅速扣在选取的穴位上,同时从罐顶瓶盖端用20毫升空注射器刺入小罐内,将罐内空气吸去,使罐内形成负压,吸拔于皮肤上。拔出针头,留罐20~30分钟。起罐时右手持罐,并尽量向右倾斜,病人身体随之转位,使罐口略向上斜。左手压皮肤,使空气进入罐内,罐即自行脱落。

八、失　眠

失眠,又称为不寐,是以经常不得入睡为特征的一种疾患。临床表现不一,有难以入睡,有睡而易醒,有时睡时醒,甚至彻夜

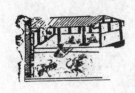
不能入眠等。顽固者,往往伴有头晕、头痛、健忘、怔忡等。导致失眠的原因很多,如思虑劳倦致心脾亏虚或心胆虚怯,阴虚火旺而致心肾不交或肝阳偏亢,湿痰壅遏,胃中不和等,均可导致心神不宁而失眠。其形成总是由于气血、阴阳、脏腑功能失调,阳不交阴或邪气扰乱所致。

(一)一般罐法

1. 火　罐

【取穴】　心俞、内关、三阴交。

【配穴】　心肾不交加肾俞、太溪;心脾两虚加脾俞、足三里;肝郁化火加肝俞、太冲。

【操作】　选取大小适宜的玻璃罐,用闪火法或投火法排气,先拔主穴,后拔次穴,留罐 10~15 分钟。亦可结合针罐治疗,心肾不交和心脾两虚型用留针或出针罐法;肝郁化火用针络或叩刺罐法,每日治疗 1 次。

2. 走　罐

【取穴】　①取背俞穴心俞至脾俞;②肺俞至肝俞;③厥阴俞至肾俞。大椎穴每组必加。

【操作】　患者取俯卧位,暴露背部,用凡士林或液状石蜡、植物油涂抹背俞穴部位。选用中号或大号玻璃罐,用闪火法吸拔于皮肤上,心脾两虚者采用第①组穴,走罐至皮肤微红为度,然后将罐留在心俞(双)、大椎两穴 15 分钟;心肾不交者采用第③组穴,走罐至皮肤潮红充血为度,然后将罐留于肾俞(双)、大椎两穴 10 分钟;肝郁化火者采用第②组穴,走罐至皮肤出现瘀斑、瘀点为度,然后将罐停留于肝俞(双)、大椎两穴 5 分钟。隔日施术 1 次,10 次为 1 个疗程。

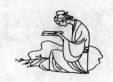

（二）复合罐法

1. 药罐——敷药罐法

【取穴】 涌泉（双）。

【操作】 选取大小适宜的火罐，吸拔于涌泉穴上，留罐10～15分钟。起罐后，取朱砂3～5克，研成细末，用干净白布一块，涂糨糊少许，将朱砂均匀黏附于上，然后外敷涌泉穴，以胶布固定数小时。

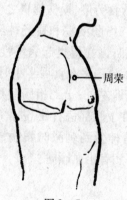

图 3－5

2. 按摩罐

【取穴】 心俞、膈俞、肾俞和胸至骶段脊柱两侧，两侧膀胱经内侧循行线及周荣穴（图3－5）。

【操作】 以拇指指腹在心俞、膈俞、肾俞上进行点、揉按摩，每穴3～5分钟，然后于两侧膀胱经上各拔罐4只（均匀分布），留罐30分钟，起罐后在周荣穴上再拔罐30分钟。每周治疗2次，6次为1个疗程。

3. 针罐——刺络罐法

【取穴】 ①大椎、神道、心俞、肺俞；②身柱、灵台、脾俞、肾

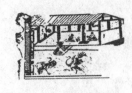

俞;③中脘、内关、三阴交。

【操作】 三组穴位交替使用,每次用一组穴,先行局部常规消毒,然后用三棱针点刺,刺后立即加拔火罐,留罐 10～15 分钟。起罐后擦净血迹、消毒,一般不需纱布覆盖。隔日治疗 1 次。

九、胃 痛

胃痛,又称胃脘痛,以胃脘部疼痛为主要症状,多由忧思郁怒、肝木横逆犯胃或饮食劳倦、损伤脾胃之气所致。胃痛常见于急慢性胃炎、胃及十二指肠溃疡和胃肠神经官能症等。急性胃炎起病较急、疼痛剧烈;慢性胃炎起病缓慢、疼痛隐隐。溃疡病疼痛有规律性:胃溃疡疼痛多在食后半小时至 1 小时出现,疼痛部位多在剑突下或稍偏左处;十二指肠溃疡疼痛多在食后 3 小时发作,疼痛部位多在上腹部偏右处,进食后可获暂时缓解。胃肠神经官能症多在精神受到刺激时发病,痛连膺胁,无固定痛点。慢性胃炎和溃疡病有出血倾向。

(一)一般罐法

1. 火 罐

【取穴】 中脘、胃俞、足三里、内关。

【配穴】 痛甚加梁丘,胁痛加阳陵泉,食欲缺乏加脾俞,便血加血海,吐血加膈俞。

【操作】 选取大小适宜的火罐,用闪火法或其他方法排气,吸拔于选定的穴位上,留罐 10～15 分钟,每日治疗 1 次。适用于各种胃痛。

2. 闪 罐

【取穴】 中脘、天枢、关元。

【操作】 选用大号玻璃火罐,闪火连续扣罐,每穴闪罐

中国民间拔罐疗法

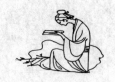

20~30下,然后留罐10~15分钟,每日治疗1次。适用于各种胃病引起的胃痛。

3. 水　罐

【取穴】　①背部腧穴:肝俞、胆俞、脾俞、胃俞、三焦俞、肾俞;②上腹部腧穴:自剑突下至下脘,脐旁的天枢;③四肢部腧穴:内关、足三里、三阴交、上巨虚。

【操作】　取青、链霉素瓶特制的小罐,置于穴位上,紧贴皮肤,用20毫升的注射器先在小罐中注入4~5毫升清水,再将瓶中空气抽出,小罐即紧拔于皮肤上。先拔①组穴,自下向上;次拔②组穴,自剑突下约隔两横指处拔一罐拔至下脘,再拔天枢,最后拔③组穴。留罐10~15分钟,起罐后用毛巾擦干局部。7次为1个疗程,每次取一组穴。适用于各种胃痛。

(二)复合罐法

1. 针罐——叩刺罐法

【取穴】　胃俞、肝俞、梁丘、中脘、下脘。

【操作】　选定治疗穴位2~3个,常规消毒,用皮肤针在选定穴位上反复弹刺,以皮肤潮红渗血为度,弹刺范围要小于火罐的罐口。然后,采用闪火法置罐于弹刺后的穴位上,留罐20~30分钟。起罐后,以纱布擦净血迹,酒精棉球消毒,不需覆盖。每隔2~3天治疗1次,7次为1个疗程。

2. 药罐(1)——药膏罐法

【取穴】　中脘、神阙。

【操作】　选取大号火罐,用闪火法或其他方法排气,吸拔于穴位上,留罐10~20分钟。起罐后,用暖脐膏(详见第一章第六节"药膏罐法方"),温热化开,贴神阙、中脘穴。适用于虚寒性胃痛。

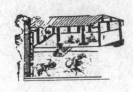

3. 药罐(2)——药液罐法

【取穴①】 中脘。

【配穴】 足三里、上脘、下脘。

【操作】 先配制药液(干姜 50 克,白芍 50 克,延胡索 40 克,赤芍 18 克,甘草 15 克。虚寒重者加肉桂 10 克,气滞者加香附 15 克,陈皮 15 克。加水煎煮去渣备用)。当药液温度在 20 ~ 30℃时,即贮入罐中(占 1/3 的容量),用贴棉法或闪火法排气,吸拔于穴位上,亦可采用有机玻璃气罐。留罐 20 ~ 30 分钟,每次选用 2 穴,主穴必选。每日治疗 1 次,连续治疗 5 ~ 10 次为一个疗程。起罐后擦净皮肤,轻揉穴位 1 ~ 2 分钟。当患者有热、疼、麻、胀感,甚至拔罐周围有皮肤痒窜感时,效果最佳。适用于慢性胃炎及溃疡病引起的胃脘痛。

【取穴②】 中脘、胃俞、足三里。

【操作】 先配制药液(曼陀罗 10 克,延胡索 15 克,桂枝 15 克,白芍 20 克。水煎成药液,去渣备用),将药液装罐(占 1/3 容量),采用闪火法拔药罐于穴位上,留罐 20 ~ 40 分钟。每日治疗 1 次,10 次为 1 个疗程,疗程间休息 3 ~ 5 天。适用于各种原因引起的胃痛。

十、呃 逆

呃逆,古称为"哕",俗称"打呃"。是指气逆上冲,出于喉间,呃呃连声,声短而频,不能自止的病证。呃逆可单独发生,其症轻微,持续数分钟至数小时后可以不治而愈。亦可继发于其他急慢性疾病的过程中,呈连续或间歇性发作。呃逆多由寒邪、胃火、气郁、食滞等原因,致使胃气上逆,失于和降而出现呃逆。西医认为呃逆是由于膈肌痉挛所致。

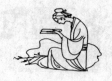

（一）一般罐法

1. 火 罐

【取穴】 膈俞、中脘、内关。

【配穴】 胃寒加灸梁门，胃热针泻内庭。

【操作】 选取大小适宜的火罐，闪火法排气，吸拔于穴位上，留罐 10 ~ 15 分钟。每日 1 ~ 2 次。

2. 旋 罐

【取穴】 至阳、膈俞、厥阴俞。

【操作】 在选定的穴位上涂抹凡士林，采用闪火法置罐于上。左右手互相上下搓动，将罐按一定方向，在置罐穴位及周围处，做圆形滑动旋转，每穴 30 次（每转 1 圈为 1 次）。

（二）复合罐法

1. 药罐(1)——药糊罐法

【取穴】 膻中、膈俞。

【操作】 取大小适宜的火罐，采用闪火法吸拔于穴位上，留罐 20 ~ 30 分钟。起罐后，用新鲜生姜捣糊，外敷穴位，以油纸覆盖，胶布固定。

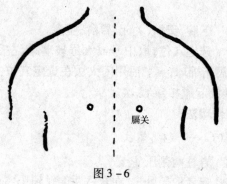

膈关

图 3 - 6

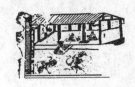

2. 药罐(2)——药油罐法

【取穴】 膈俞、肝俞、京门、膈关(图3-6)。

【操作】 选定穴位,用薄荷油或芸香油(配制详见第一章第六节之"药油罐法方"),或用市售风油精,涂擦穴位,然后拔罐于上,留罐10~15分钟。每日2次。

十一、腹 痛

腹痛是指胃脘以下,耻骨毛际以上部位发生疼痛而言。本证在临床较为常见,可出现于多种疾病之中。感受六淫之邪,虫积或食滞所伤,气滞血瘀,或气血亏虚,经脉失养等,均可导致腹痛。本节大致包括了西医所说的急慢性肠炎、肠痉挛、肠神经官能症等疾病引起的腹痛。

(一)一般罐法

1. 火 罐

【取穴】 足三里、下脘、天枢。

【操作】 取大小适宜的火罐,用闪火法排气,吸拔于穴位上,留罐10~20分钟。每日2次。

2. 闪 罐

【取穴】 下脘、天枢、关元、胃俞、胆俞。

【操作】 选定穴位,取中号或大号玻璃罐,左手拿罐,右手执止血钳夹酒精棉球,点燃后用闪火法在选定穴位上扣罐,瞬间起罐,每穴连续起罐扣罐15次。

(二)复合罐法

1. 针罐(1)——刺络罐法

【取穴】 脊柱两侧压痛点。

【操作】 患者取俯卧位,在脊柱两侧触到压痛点后,常规消

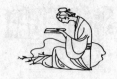

毒皮肤,以锋针或刀片在每侧痛点上轻划两条并排、纵行2厘米长的口,以不见血为度,以大火罐拔在切口上,15分钟后取罐,清除瘀血,然后仍在原部位重复拔罐15分钟。如治疗得法,可见病人在15分钟内疼痛逐渐缓解,以至消失。

2. 针罐(2)——出针罐法

【取穴】 中脘、天枢、脾俞、足三里。

【操作】 先用针刺,得气后出针,用闪火法置罐于上,留罐10~25分钟。

3. 药罐——药酒罐法

【取穴】 足三里、天枢、神阙。

【操作】 在火罐中滴入药酒(将麝香0.3克,天南星1.5克,藏红花0.6克,铜丝草12克,用好酒浸泡,装瓶密封,7日后即可应用)3克,先将火罐转一圈,使药酒均匀地附着于罐内壁,然后用闪火法点燃罐内药酒,迅速扣在所选的穴位上。每日1~2次。适用于寒实腹痛。

十二、泄　泻

泄泻,又称腹泻,是指大便次数增多,粪质溏薄或食谷不化,甚至泻出物如水样而言。古代将大便溏薄者称为"泄",大便如水样者称为"泻",现在临床上一般都统称为泄泻。泄泻主要是由湿盛与脾胃功能失调,而致清浊不分、水谷混杂,并走大肠而成。通常一年四季均可发生,但以夏秋两季较为多见。本节包括了西医的急慢性肠炎、肠结核、肠功能紊乱、结肠过敏等引起的腹泻。

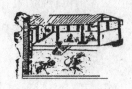

(一)一般罐法

1. 火　罐

【取穴】　神阙、天枢、足三里。

【配穴】　急性腹泻加上巨虚、下巨虚、阴陵泉,慢性腹泻加脾俞、关元、肾俞。

【操作】　选取大小适宜的火罐,用闪火法或其他方法排气,先拔主穴,后拔配穴,留罐 10~20 分钟。每日 2 次。

2. 走　罐

【取穴①】　①由肾俞起,经大肠俞、关元俞、小肠俞至膀胱俞止;②由天枢起,经大横至腹结止。

【操作】　在选取的穴位线路上涂抹凡士林或液状石蜡,采用闪火法扣罐于走罐线路的起点上,先走第①组穴,走罐 5~7次,再走第②组穴,来回走罐 8 次。每日治疗 1 次。

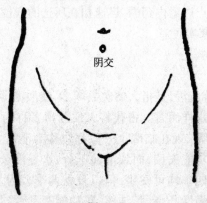

图 3-7

【取穴②】　华佗夹脊穴,关元至阴交。

【操作】　在胸椎第 7 至腰椎第 5 之间,各椎棘突下旁开 1~3 厘米处涂抹凡士林,取小号或中号玻璃罐,在罐口抹上凡士林

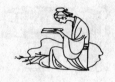

后,以闪火法拔罐,反复推拉走罐,以局部出现潮红或少量瘀血为度,然后将罐推至大肠俞、三焦俞、脾俞,每穴停留 3 ~ 5 分钟。再将火罐拔在关元穴上,留罐 3 ~ 5 分钟,缓慢沿腹正中线将罐推至阴交穴(脐下 1 寸)(图 3 -7),反复 2 ~ 3 遍。隔日治疗 1 次,6 次为 1 个疗程。此法更适用于慢性腹泻。

3. 水　罐

【取穴】　大肠俞、小肠俞、关元。

【操作】　选用大号玻璃罐,装入 1/3 罐的温水,水温约 30℃,用蘸有体积分数为 95% 的酒精棉花片,贴在罐内侧壁上,引火点燃棉花,并迅速将罐扣在应拔穴位上,留罐 15 ~ 30 分钟。起罐时,一般先以右手扶罐,同时让病人身体微向右侧转位,使罐口斜向上,再以左手食指按压罐口左侧上方肌肤,使空气进入并迅速将罐口转向上方,罐子即可起,水不会溢出。虚寒型泄泻较适宜。

(二)复合罐法

1. 走罐挑刺加灸法

【取穴】　背部阳性反应点。

【配穴】　①走罐:嘱患者俯卧,充分暴露后背及侧胸部,上始胸椎,下达骶椎,在脊柱两侧及腋中线部位涂上适量的液状石蜡做润滑剂,取大号玻璃罐,罐口涂以润滑剂进行走罐操作。走罐时,医生双手扶住罐体向上下左右匀速地来回推行,一般走罐 3 ~ 5 遍即可。②选点:走罐后,患者施术部位会呈潮红,其中有一些新出现的、显而易见的反应点,如绿豆大小,周界清楚或高出皮肤,其色污黑或深褐,或中心色白而边界潮红,一般在 5 ~ 15 个之间。病程长、病情重的患者,反应点较多,有的可多达 30 个以上,每次宜选择其中表现最突出的点,5 ~ 13 个即可。③挑刺:

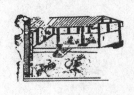

对选出的病理点进行挑刺治疗。方法:局部常规消毒后,用质量浓度为 5g/L(0.5%)的普鲁卡因在每个点进行皮下麻醉,然后用已消毒好的挑针(专用挑针或三棱针)沿麻醉后的针孔进针约0.3厘米,一般右手持针,左手配合,用力挑出皮下纤维(外挑法),或在皮内挑断皮下纤维(内挑法),以针下有空洞感为度,出针后局部再消毒一次。④艾灸:对挑治后的点,逐一用艾条进行温和灸,每点灸5分钟。

每走罐选点挑刺一次后,对挑刺点1日1炙,连续灸10日为1个疗程。急性病证,通常挑灸一次,于当日即可获效,不必按疗程计算;慢性病,一般需要连续治疗3个疗程。

2. 灸 罐

【取穴】 神阙、关元、足三里、公孙。

【操作】 选取大小适宜的火罐,拔罐于选定的穴位上,留罐10~20分钟。起罐后,用艾条施温和灸,每穴10~15分钟。每日治疗1次,5~7天为1个疗程,疗程间休息2~3天。本法更适宜脾虚泄泻、寒实泄泻。

3. 药罐(1)——小药罐法

【取穴】 三焦俞、肾俞、气海俞、大肠俞、关元俞,均取双穴;天枢(双)、气海、关元。

【操作】 药液配制依照"药液罐法方"制备(详见第一章第六节"药罐常用处方"),选取青、链霉素小药瓶制作的特殊小罐,选定穴位后,于每个小罐内装入 1/2 药液。然后,迅速扣在选定的穴位上,同时于罐顶瓶盖端用20毫升带针头的注射器刺入小罐内,吸出罐内空气,使罐子吸拔在皮肤上,这时,抽出注射器针头,留罐20~30分钟。起罐时右手持罐,并尽量向右侧偏斜,病人身体随之转位,使罐口略斜向上,左手按压皮肤,使空气进入

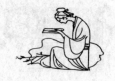

罐内,罐即自行脱落。本法适用于慢性泄泻。

4. 药罐(2)——药糊罐法

【取穴】 神阙、天枢、中脘、气海、足三里。

【操作】 选取大小适宜的火罐,吸拔在选定的穴位,留罐10～15分钟。起罐后,在神阙穴敷贴药糊。取肉桂3克,硫黄6克,白胡椒1.5克,鸡内金3克,枯矾6克,5倍子6克,新鲜葱头3～5节。上述药方为1次用量,除葱头外,余药共研细末,贮瓶备用。使用时,取葱头捣烂,与上述药末拌匀,加适量醋调成糊状,平摊于脐部,用纱布覆盖并用胶布固定,每次敷贴2小时。此法适用于各种腹泻,尤其对五更泻有效。

5. 针罐(1)——叩刺罐法

【取穴】 肝俞、脾俞、大肠俞。

【操作】 病人俯卧,穴位常规消毒后,用皮肤针在同一侧三个穴位上叩刺,予中等度刺激,然后用闪火法拔罐,留罐5～10分钟。次日,在另一侧的同样穴位上如法施治。每日1次,两侧交替进行。急慢性腹泻均可用本法,尤其适宜肝脾不和者。

6. 针罐(2)——出针罐法

【取穴】 脾俞、天枢、足三里、上巨虚。

【操作】 在选定的穴位上,先行针刺,得气后,留针5～10分钟出针,然后选用大小适宜的火罐,在针口处拔罐,留罐10～15分钟。每日治疗1次,可用于急性、慢性腹泻。

十三、痢 疾

痢疾是夏秋两季常见的肠道传染病。以大便次数增多、腹部疼痛、里急后重、下赤白脓血便为特征。痢疾多由饮食生冷不洁之物,或感受暑湿疫毒所致,临证有湿热、寒湿、气虚之分。根

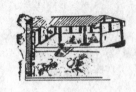

据本病的症状特点,类似于现代医学的多种疾病,如急慢性细菌性痢疾、急慢性阿米巴痢疾、慢性非特异性溃疡性结肠炎。

（一）一般罐法

火　罐

【取穴】　腹结、大肠俞。

【配穴】　湿热盛者加曲池、委中,寒湿盛者加中脘、气海,气虚者加关元、脾俞、肾俞。

【操作】　选取大号玻璃罐,以悬火法或架火法吸拔于穴位上,要求吸拔力强,留罐 10～20 分钟,每日 1～2 次。湿热痢在曲池、委中闪罐,每穴操作 20～30 次。

（二）复合罐法

1. 刺络罐法

【取穴①】　神阙穴及四周。

【操作】　在神阙穴周围行常规消毒,于脐周(在距脐中神阙穴周缘约 1 厘米范围)的上、下、左、右各方用消毒的三棱针点刺出血,然后以脐孔为中心,选用大号玻璃罐或大罐头瓶(瓶口要光滑厚实)1 个,以闪火法拔罐,留罐 10～15 分钟,每日 1 次。本法适用于急性菌痢。

【取穴②】　大肠俞、天枢、上巨虚、合谷。

【操作】　毫针刺合谷并用泻法,留针 5～10 分钟。余穴每次双取,常规消毒,用三棱针点刺放血,然后置罐于上,留罐 10～20 分钟,每日 1 次。适用于湿热痢。

2. 出针罐法

【取穴】　神阙、天枢、水分、气海。

【操作】　以双侧天枢穴为针刺点,消毒后进针,分别向上透水分穴、向下透气海穴,留针 15～20 分钟,摇大针孔后出针。然

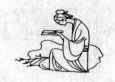

后在神阙穴上拔罐一个,再围绕此罐于四周拔罐 4 个,留罐 10 ~ 15 分钟。每日施术 1 ~ 2 次。本法适用于急、慢性菌痢。

3. 划口罐法

【取穴】 脊柱两侧压痛点。

【操作】 在脊柱两侧触压,寻找压痛点。找到压痛点后,常规消毒,用三棱针或刀片分别在两侧压痛点上轻划两条平行的 2 厘米长的纵向切口,以不见血为度,用闪火法在切口处拔罐 15 分钟后起罐,清除瘀血,再拔罐 15 分钟。2 ~ 3 天治疗 1 次。适用于各型痢疾。

4. 灸 罐

【取穴】 神阙。

【操作】 先以艾条温和灸神阙穴及周围 20 ~ 30 分钟,然后在神阙穴拔罐 10 ~ 15 分钟,每日治疗 1 次。本法适用于以黏液便为主要症状的急、慢性菌痢。

十四、便 秘

大便秘结不通,或排便间隔时间延长,以及有便意而排出困难者,称为便秘。凡大肠传导功能失常和津液不足,皆可发生便秘。便秘之证,可见于西医所称的习惯性便秘、全身衰弱致排便动力减弱引起的便秘、肠神经官能症、肠道炎症恢复期肠蠕动减弱引起的便秘、药物引起的便秘等,此类疾病均可参照本篇疗法。

(一)一般罐法

1. 火 罐

【取穴】 支沟、下脘、天枢、大横、大肠俞。

【操作】 选取大小适宜的火罐,用闪火法排气,吸拔于穴位

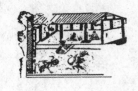
上,留罐 15～20 分钟。起罐后,用手揉按腹部,增加肠蠕动。每日 1～2 次。

2. 闪　罐

【取穴】　中脘、关元、天枢(双)。

【操作】　选取中号或大号玻璃罐,用闪火法连续拔罐、起罐,每穴闪罐 20 次,按中脘、关元、天枢(双)依序进行。做完一遍后,休息半分钟,再按上述方法操作 1 遍。每日治疗 1～2 次。

3. 走　罐

【取穴】　腰骶部两侧夹脊穴。

【操作】　患者取俯卧位或俯伏坐位,在其腰骶部涂上润滑剂(凡士林或液状石蜡等),取中号玻璃罐,在罐口涂一层润滑剂,用闪火法吸拔于皮肤上,沿脊柱两侧夹脊穴作直线推拉走罐,至皮肤出现潮红为度。一般需每次走罐 3～5 遍,每日治疗 1 次。

(二)复合罐法

药罐——敷药罐法

【取穴】　神阙。

【操作】　先在神阙穴用闪火法拔罐 10～15 分钟,起罐后,将秘结散(甘遂 3 克,麝香 0.5 克,炒食盐 5 克,3 药混合研末,为 1 次用量)撒布于脐窝(神阙穴)内,上用纱布覆盖,以胶布固定。每日治疗 1 次,3 次为 1 个疗程。

十五、癃　闭

癃闭是指小便量少、点滴而出,甚则闭塞不通的一种疾患。以小便不利、点滴而短少、病势较缓者称为"癃";小便闭塞、点滴不通、病势较急者称为"闭"。癃和闭虽有区别,但都是指排尿困

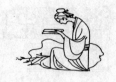

难,只有程度上的不同,亦有开始涓滴而量少,继则闭而不通者,因此多合称为癃闭。本病的发生,常与外邪所感、久病体虚、情志所伤、瘀血阻滞等有关,其形成机理总不离三焦、肾和膀胱的气化失常,运行水液的功能障碍。本病包括了西医各种原因所引起的尿潴留及无尿症,如神经性尿闭、膀胱括约肌痉挛、尿路结石、尿路损伤、老年人的前列腺增生、尿毒症等出现的排尿困难或小便闭塞症状。

(一)一般罐法

闪 罐

【取穴】 膀胱俞、中极、三阴交。

【配穴】 气虚者加肾俞、神阙,外伤或气滞血瘀者加血海。

【操作】 用中号玻璃罐,采用闪火法拔罐、起罐,每穴(双穴者双取)闪罐操作 15～30 次,以皮肤潮红为度。每日治疗 1～2 次。

(二)复合罐法

1. 出针罐法

【取穴①】 关元。

【配穴】 足三里、三阴交、太冲。

【操作】 主穴关元,先针刺,后拔罐。取 3～4 寸长毫针,常规消毒,针刺关元穴,进针后朝曲骨方向斜刺 2～3 寸,施大幅度捻转手法,令针感传至前阴部即出针,继而在该穴行闪火法拔罐,留罐 10～20 分钟。配穴用针刺,足三里、三阴交施强刺激捻转提插泻法,太冲用平补平泻法,留针 20 分钟,每 5 分钟行针 1 次。一般治疗 1 次后多能见效,少数患者需治疗 2 次。适用于各种原因引起的尿潴留。

【取穴②】 气海。

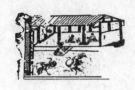

【配穴】 曲骨、大钟、阴陵泉、三阴交。

【操作】 气海穴采用闪火法拔罐,在其左右各拔罐1个,3罐并列,留罐10分钟;配穴采用针刺法,施平补平泻手法,留针20分钟。一般起罐、出针后20分钟见效。此法对气虚者尤为适宜。

2. 叩刺罐法

【取穴】 三焦俞、膀胱俞、水道、三阴交。

【操作】 在选定的穴位上行常规消毒,用皮肤针叩刺,中等度刺激,然后用闪火法拔罐,留罐5~15分钟,每日1次。本法适用于实证癃闭。

3. 刺络罐法

【取穴】 委中。

【操作】 患者取俯卧位。在委中穴处先用手掌轻拍,使紫色浮络充分显露。严格消毒,用三棱针点刺放血,加拔火罐,出血3~5毫升时起罐。治疗后转成侧卧位,稍加按压小腹部。本法适用于实证癃闭。

4. 药罐(1)——灸药罐法

【取穴】 神阙。

【操作】 选取大号玻璃罐,在神阙穴上拔罐10分钟,然后将食盐炒熟填入脐窝(神阙)中,上置葱饼(葱白捣成泥状,压成约0.3厘米厚),再将艾炷压在葱饼上,点燃施灸,皮肤感到灼痛时更换艾炷,待有热气入腹难忍,或有尿意时方可结束治疗。

5. 药罐(2)——药糊罐法

【取穴】 神阙。

【操作】 选取大号玻璃罐,采用闪火法拔神阙穴10分钟,然后取巴豆10粒,研为细末,加入面粉3克,和水调制成药饼放

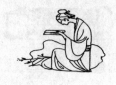

于脐上,上置油纸或塑料薄膜覆盖,以胶布固定。小便通后,弃掉药饼。病情顽固者,可同时加用灸法。

十六、阳　痿

阳痿是指男性值青壮年即阳事不举的一种疾病。本病以男性阴茎不能勃起为临床特点,多是由于虚损、惊恐或湿热等原因,致使宗筋失养而弛纵,引起阴茎痿弱不起,临房举而不坚的病证。本证包括了现代医学的性神经衰弱和某些慢性疾病表现以阳痿为主者。

(一)一般罐法

1. 火　罐

【取穴】　肾俞、命门、关元、三阴交。

【操作】　选取大小适宜的火罐,用闪火法吸拔于穴位上,留罐 10 ~ 15 分钟。每日治疗 1 次,5 次为 1 个疗程。

2. 走　罐

【取穴】　脾俞至肾俞、八髎穴。

【操作】　嘱患者俯卧,充分暴露腰背及臀部,在脊柱两侧脾俞至肾俞及八髎穴上涂抹润滑剂,取中号玻璃罐,罐口涂抹润滑剂后,采用闪火法拔罐,沿所取腧穴连线上下反复走罐,至皮肤潮红为度。然后将火罐分别吸拔于肾俞、次髎穴上,留罐 10 ~ 15 分钟。隔日治疗 1 次,10 次为 1 个疗程。

(二)复合罐法

1. 针罐——出针罐法

【取穴①】　大赫(图 3 - 8)。

【操作】　先在大赫穴针刺,得气后出针。选取小火罐,用闪火法拔罐,或用抽气罐拔罐,留罐 10 ~ 15 分钟。隔日治疗 1 次。

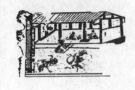

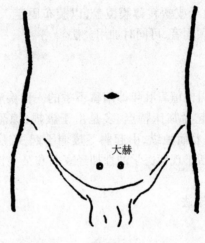

大赫

图 3-8

【取穴②】 关元、大赫。

【配穴】 三阴交。

【操作】 主穴针刺后拔罐,配穴只针刺不拔罐。患者仰卧取穴,用 2~3 寸长的毫针,常规消毒后,从关元穴进针向中极穴透刺,力求针感放射至外阴部;大赫穴直刺 1~1.5 寸,用平补平泻手法。出针后在关元、大棘穴拔罐,留罐 10~15 分钟。三阴交穴用毫针直刺,采用平补平泻手法,留针 10~20 分钟。每日治疗 1 次,10 次为 1 个疗程。

2. 灸 罐

【取穴】 关元、肾俞(双)。

【操作】 每次治疗取 1 穴,肾俞每次双取。选用大号或中号火罐,先行闪火法拔罐,留罐 10~20 分钟,起罐后即施艾炷灸,每穴灸 50~100 壮。每周治疗 1 次。

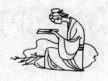

十七、肥胖症

肥胖症,是人体脂肪积聚过多而造成身体超重的疾病。正常体重标准:男性(千克) = 身长(厘米) − 105;女性(千克) = 身长(厘米) − 100。体重超过正常标准的 20% 时,称为肥胖。引起肥胖的原因颇多,本症所指的主要是单纯性肥胖。中医认为引起肥胖的原因不外湿、痰、水、瘀等。

(一)一般罐法

走 罐

【取穴】 ①足太阳膀胱经背俞穴(膈俞至小肠俞);②足阳明胃经(水道至梁门,梁丘至伏兔,下巨虚至足三里);③足太阴脾经(三阴交至阴陵泉,血海至期门)。

【操作】 选取大小适宜的玻璃火罐,每次治疗时选取一条经穴,三条经穴交替使用。按走罐法规程操作,一般需反复走罐 5 ~ 7 遍,以皮肤出现潮红为度。最好在走罐当中将罐停留在一定的穴位上,如膀胱经停在脾俞、胃俞、肾俞穴上,胃经停在水道、梁丘、足三里穴上,脾经停在三阴交、血海穴上,一般留罐 5 ~ 10 分钟。每日治疗 1 次,10 次为 1 个疗程。若遇毫毛浓密者,下肢部走罐不便,每次可加下脘、关元、丰隆等穴闪罐,每穴操作 15 ~ 30 次。

(二)复合罐法

1. 针罐——出针罐法

【取穴】 ①中脘、天枢、关元、足三里、阴陵泉;②下脘、大横、气海、丰隆、三阴交。

【配穴】 大腿及臀围较大者,加髀关、伏兔、环跳、风市、血海。

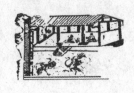

【操作】 每次治疗取一组穴,两组空位交替使用。常规消毒后毫针直刺,得气后反复轻插重提,大幅度高频率捻转,以产生较强的针感为佳,留针 30 分钟,其间行针 3～5 次。出针后,腹部穴位拔罐 10～20 分钟。每日治疗 1 次,10 次为 1 个疗程。

2. 药罐——药糊罐法

【取穴】 神阙。

【操作】 选取大号玻璃罐闪火法拔神阙穴 10～15 分钟,然后敷药(甘遂 3 克,大黄 5 克,生山楂 5 克,泽泻 5 克,共研细末,水调为糊)于脐孔内,上盖油纸或塑料薄膜,纱布覆盖,以胶布固定。每日治疗 1 次,10 次为 1 个疗程。

3. 按摩罐

【取穴】 督脉大椎至腰俞,膀胱经大杼至膀胱俞,任脉华盖至中极,胃经气户至气冲、足三里至下巨虚,脾经阴陵泉至三阴交。

【操作】 患者取俯卧位,医者沿督脉和两侧膀胱经从背部至骶部用掌根各行旋转揉法 3～5 遍,用双手拇指沿脊柱两旁同时行揉按、点压手法 2 遍,对脊背部压痛点采用掖法、掌摩法或一指禅手法治疗 1～3 分钟(指每个点治疗时间),再以掌根揉督脉和膀胱经,从背部至腰骶部 2 遍,最后双手击拍以上部位 3 遍。此时嘱患者仰卧,医者双手交替循患者任脉从胸至小腹(华盖至中极穴)部位按摩 2 分钟,再循胃经胸腹部经穴线按摩 2 分钟,然后用手掌横擦乳头直下的胁肋部位 1～2 分钟,揉摩小腹 1～3 分钟。接下来用掌擦或揉按胃经、脾经小腿部经穴连线,以局部皮肤潮红、发热为度,再以手指点压足三里、上巨虚、三阴交等穴。按摩完毕,用火罐或橡胶罐吸拔脾俞、肾俞、大肠俞、关元、神阙、天枢、带脉等穴,每穴留罐 5～10 分钟。每周治疗 1～2 次,10 次为 1 个疗程。

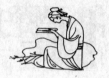

十八、更年期综合征

更年期综合征,指从中年过渡到老年时期(女性通常为45～55岁,男性通常为50～60岁),由于体内代谢机能减退、内分泌功能失调和自主神经功能紊乱而出现的一组症状。临床表现为:头晕耳鸣、心悸失眠、烦躁易怒、烘热汗出、经行紊乱、五心烦热、无端惊恐、忧郁猜疑、浮肿便溏、血压异常、腰痠骨楚、倦怠乏力、感觉异常等,这些证候往往三三两两、轻重不一地综合出现,有的可延续两三年之久。中医认为,本病是由老年肾气渐衰,冲任两脉虚损,精血不足,阴阳平衡失调,以致肝肾阴亏,阳失潜藏,遂有兴奋与抑制兼见的症状,故有本病初起源于肾,发展于肝,累及于心之说。不是所有步入老年的人在更年期都会出现症状,只有10%～15%的人有症状而需要治疗。

(一)一般罐法

1. 火罐

【取穴】 心俞、肝俞、脾俞、肾俞、三阴交。

【配穴】 心烦易怒加太冲,烘热加涌泉,五心烦热加膻中、劳宫、涌泉,心悸加内关,腹胀加下脘、气海,便溏加天枢、阴陵泉,浮肿加关元、足三里。

【操作】 选取大小适宜的玻璃罐用闪火法拔罐,或先在穴位上闪罐,再留罐10～15分钟,每次取穴4～6个为宜。每日治疗1次,10次为1个疗程。

2. 走罐

【取穴】 督脉及膀胱经胸椎至骶椎段。

【操作】 嘱病人俯卧,暴露腰背部。取大号或中号玻璃罐,在皮肤和罐口涂抹凡士林或液状石蜡,采用闪火法排气,吸拔于

第三章 常见疾病的拔罐疗法

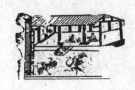

皮肤上后,在预选经穴上反复走罐,至皮肤紫红为度。每隔 2 天治疗 1 次,或每周治疗 2 次,10 次为 1 个疗程。

(二)复合罐法

1. 针罐——出针罐法

【取穴】 ①大椎、心俞、气海俞;②身柱、脾俞、肾俞;③肝俞、期门、三阴交。

【操作】 每次治疗选用一组穴位,3 组交替使用。先行针刺,采用平补平泻手法,得气后留针 15 分钟,出针后加拔火罐,留罐 10～15 分钟。每日治疗 1 次,每个疗程 10 次。

2. 按摩罐

【取穴】 督脉大椎至腰俞,膀胱经大杼至膀胱俞,任脉华盖至中极,胃经气户至气冲、足三里至下巨虚,脾经阴陵泉至三阴交。

【操作】 在以上部位先循经按摩,再拔罐治疗。嘱患者俯卧,医者在其督脉和膀胱经上从背部至腰骶部行揉摩、点按、击拍等手法,10～15 分钟。再让患者仰卧,医者双手交替循摩任脉、胃经胸腹部经穴线,结合擦胁、揉摩小腹、点按腧穴(包括下肢胃经、脾经腧穴)等手法。按摩完毕即拔罐,常用穴有:心俞、肝俞、脾俞、肾俞、命门、关元、神阙、中脘、期门等,每次选穴 3～5 个,可用火罐或橡胶挤压罐,留罐 10～20 分钟。隔日治疗 1 次或每周治疗 2 次,10 次为 1 个疗程。

第二节　妇科病证

一、月经不调

凡是月经周期出现异常,总称月经不调。常见的有经行先

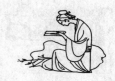

期、经行后期,以及月经先后不定期等,常伴有月经量、质、色的异常。月经周期提前 7 天以上,甚至十余日一行者,称为月经先期,主要由气虚和血热引起;月经周期延后 7 天以上,甚或 40 ~ 50 日一至的,称为月经后期,多由血虚、气滞、寒凝引起;月经周期时或提前时或延后 7 天以上者,称为月经先后无定期,多由肝郁、肾虚导致气血失调,血海蓄溢失常而致。

（一）一般罐法

1. 火 罐

【取穴①】 关元、三阴交。

【配穴】 月经先期加气海、血海,月经后期加太冲、归来、次髎,月经先后无定期加肝俞、肾俞、期门,月经量多加气海、八髎,还可灸隐白穴,月经量少加肾俞、足三里、太溪。

【操作】 每次选取 3 ~ 5 穴,用闪火法排气,置罐于穴位上,一般留罐 10 ~ 15 分钟,隔日治疗 1 次。若属虚寒体质可选用灸罐,或敷姜罐法。

【取穴②】 肾俞、气海俞、关元俞、腰阳关、关元、气海、中极、归来、血海、三阴交。

【操作】 每次选取 3 ~ 5 穴,闪罐至局部皮肤潮红时留罐 10 分钟左右,每日或隔日治疗 1 次。行经期间及月经干净后 2 天内停止治疗。

2. 水 罐

【取穴】 选腰骶部脾俞、肾俞、关元俞、次髎,小腹部关元、中极、子宫。

【操作】 取青、链霉素小药瓶制成的小火罐,于每个小罐内装入 1/2 罐的温水,然后迅速扣在所选穴位上,同时于罐顶瓶盖端用 20 毫升带针头的空注射器刺入小罐内,将罐内空气吸出,

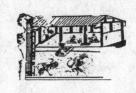
罐即吸在皮肤上。拔出针头,留罐 20 ~ 30 分钟。治疗时先取背部穴位,起罐后再取腹部穴位。隔日治疗 1 次。体质虚弱者较适用本法。

(二)复合罐法

针罐——刺络罐法

【取穴】 关元、中极、肝俞、次髎、血海。

【操作】 每次取穴 2 ~ 3 个,注意前后搭配。常规消毒后,先用无菌三棱针于穴位上点刺出血,再用闪火法排气置罐于上,留罐 5 ~ 10 分钟。穴位交替使用,每日或隔日治疗 1 次。本法适用于实证,如经行先期的血热型,经行后期的血瘀、血凝型,经行先后无定期的肝郁型。

二、痛　经

妇女正值经期或行经前后,出现周期性小腹疼痛,或痛引腰骶,甚则剧痛昏厥者,称为痛经,亦称经行腹痛。本病以青年妇女较为多见,主要病理机制是气血运行不畅。经前或行经痛者多属实证,经后痛者多属虚证。现代医学中子宫过度前倾或后倾、子宫颈管狭窄、子宫内膜增厚、盆腔炎、子宫内膜异位等病所引起的痛经,均可参照本节疗法。

(一)一般罐法

1. 火　罐

【取穴】 关元、子宫、血海。

【配穴】 气滞血瘀者,配太冲、地机、三阴交;寒湿凝滞者,配肾俞、次髎、三阴交;气血虚弱者,配气海或神阙、足三里、脾俞、肾俞、关元俞。

【操作】 选取大小适宜的火罐,用闪火法将罐子吸拔于穴

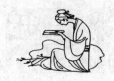

位上,留罐10~20分钟,每日治疗1次。一般于月经将至的前1周开始治疗,直至月经干净,连续治疗3~6个月,效果良好。

2. 挤压罐

【取穴】 足三里、三阴交、中极、归来、次髎。

【配穴】 气滞血瘀者,配气海、血海、太冲;寒湿凝滞者,配关元、命门、十七椎、地机;气血虚弱者,配脾俞、膈俞;肝肾不足者,配肝俞、肾俞。

【操作】 选取大小适宜的橡胶罐,按操作要领挤压吸拔在选取的穴位上,留罐15~20分钟,每日治疗1次,经行前1周左右开始治疗,至月经干净为止。连续治疗3个月经周期为宜。

3. 走 罐

【取穴】 腰骶部华佗夹脊穴与膀胱经穴。

【操作】 先在选取的经穴部位处涂抹润滑剂,如液状石蜡、凡士林等。用闪火法置罐于上,反复推拉走罐,至皮肤出现潮红瘀紫为度。隔日治疗1次,于经前3~5天开始治疗,至腹痛消失止。最好能连续治疗3个月经周期。

(二)复合罐法

1. 针罐(1)——刺络罐法

【取穴】 中极、气海、血海、子宫、腰阳关、次髎。

【操作】 每次选取2~3个穴位,常规消毒后,用三棱针点刺出血,采用闪火法置罐,留罐5~10分钟。每日治疗1次,经前2天开始治疗,至腹痛消失为止。适用于气滞血瘀痛经实证。

2. 针罐(2)——叩刺罐法

【取穴】 气海、中极、天枢、归来、肝俞、肾俞、八髎、血海、地机、三阴交、太冲。

【操作】 每次选取2~3穴,先用梅花针叩刺再拔罐。实证

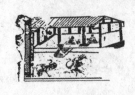

重叩刺激,以局部渗血为宜,用闪火法置罐,出血2毫升左右(留罐5分钟)时起罐,用消毒棉球或纱布擦干血迹,每日治疗1次;虚证轻轻叩刺,以皮肤潮红为度,用闪火法置罐,留罐10~15分钟,隔日治疗1次。经前2天开始治疗,至腹痛消失为止。

3. 针罐(3)——出针罐法

【取穴】 肾俞、气海俞、大肠俞。

【操作】 选定穴位后,常规消毒,先以毫针从肾俞向下斜刺透气海俞,得气后留针10~20分钟,出针后在双侧肾俞至大肠俞段走罐8~10次,至局部出现潮红为度。隔日1次,在经期或行经前3~5天开始治疗,至疼痛消失为止。

4. 药罐(1)——药糊罐法

【取穴】 神阙、十七椎。

【操作】 取大小适宜的玻璃罐,用闪火法将罐吸拔于神阙穴上,留罐10~15分钟。起罐后立即清洁肚脐,敷药糊(乳香、没药、白芍、川牛膝、丹参、山楂、广木香、红花各15克,冰片1克,共研细末,混匀后贮瓶备用。敷药时每次取10克,以姜汁或黄酒适量调成糊膏状)于脐窝(神阙穴上),上盖油纸或保鲜膜,再以医用胶布或伤湿膏固定即可。十七椎穴用闪罐法,反复操作30~50次,留罐10分钟。每日或隔日治疗1次。经前1周开始治疗。

5. 药罐(2)——药膏罐法

【取穴】 关元、神阙。

【操作】 选取大小适宜的火罐,先行拔罐,留罐10~15分钟。起罐后在穴位处敷贴红花膏(见第一章第六节"药罐常用处方"之"药膏罐法方")。经前或经期治疗。

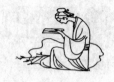

6. 灸罐(1)——艾条灸罐法

【取穴】 气海、中极、子宫、三阴交。

【操作】 在选取的穴位上,先行拔罐,留罐 15～20 分钟。起罐后,用艾条熏灸,每穴灸 10～15 分钟,每日 1 次,经前或经期治疗。适用于虚寒型痛经。

7. 灸罐(2)——隔姜灸罐法

【取穴】 神阙、关元。

【操作】 先行拔罐术,10 分钟后起罐。取新鲜生姜切片,厚 0.3～0.5 厘米,中间用针穿刺数孔,贴于神阙、关元穴上,置大艾炷(如蚕豆大)于姜片上点燃施灸,每 3 壮换 1 片姜,每次灸 6～9 壮,每日治疗 1 次。经前 3～5 天开始治疗,对于虚寒性痛经疗效佳。

三、带下病

带下量明显增多,色、质、气味异常,或伴全身或局部症状者,称为带下病。正常带下为无色、质黏、无臭的津液,其量不多,为肾气充盛,脾气健运,及任、带脉功能正常的表现,具有润泽阴户的作用。经间期、经前期以及妊娠期带下稍有增多者,属正常现象,不作疾病论。带下病多由脾虚运化失常,水湿内停,郁久而化热,湿热下注;或肾气不足,下元亏损,任带失约而成。临床以带下色白者为多见,所以又通称为白带。本病包括了现代医学的阴道炎、宫颈炎、盆腔炎等疾病引起的带下。

(一)一般罐法

1. 火 罐

【取穴】 关元、水道、三阴交。

【配穴】 带下连绵不绝,加中极、命门;带下量多色白,加肾

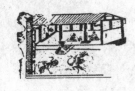
俞、脾俞、气海;带下色黄,加阴陵泉、次髎、带脉;阴中痒痛,加蠡沟、太冲;腰部痠痛加腰眼、命门、大肠俞。

【操作】 选取大小适宜的火罐,用闪火法排气,置罐于选取穴位上。每次选用 4 ~ 6 穴,留罐 15 ~ 20 分钟。每日治疗 1 次,经期停治。

2. 水 罐

【取穴①】 以肚脐为标志,旁开两横指各取 1 穴;脐下每隔两横指取 1 穴。再以关元穴为标志,左右各旁开两横指取 1 穴。背部以腰带印为标志,距中线两横指旁各取 1 穴,依此向下,每侧再拔 3 ~ 5 处。最后在足三里、三阴交穴各拔 1 罐。

【操作】 将青霉素小药瓶制成小抽气罐,注入 4 ~ 5 毫升温水,置于所选用的穴位处,紧贴皮肤,用 20 毫升注射器,将罐中空气抽出,形成负压吸拔住皮肤,留罐 10 ~ 15 分钟。起罐后用毛巾将局部擦干,隔日 1 次,10 次为 1 个疗程。经期停治。

【取穴②】 中极、水道、气海、大肠俞、白环俞、足三里、三阴交。

【操作】 选取大小适宜的玻璃罐,将 45℃ 左右的温水装入罐中,水量占罐内容积的 1/4 ~ 1/3,以闪火法排气,拔罐于选定的穴位上,留罐 10 ~ 15 分钟。大肠俞至白环俞采用密排温水罐。每日 1 次,5 次为 1 个疗程,经期暂停治疗。

(二)复合罐法

1. 针罐(1)——留针罐法

【取穴】 次髎、白环俞。

【配穴】 三阴交、阳陵泉、蠡沟。

【操作】 患者取俯卧位,穴位处常规消毒后,先行针刺,使针感达小腹或前阴。用泻法,留针 20 分钟,行针 3 ~ 5 次,针上

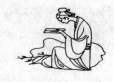

再加拔火罐 5 分钟。每日治疗 1 次,10 次为 1 个疗程。适用于带下量多色黄者。

2. 针罐(2)——刺络罐法

【取穴①】 腰骶部。

【操作】 在腰骶部寻找显露的络脉及敏感点 3~4 个,常规消毒后,用三棱针或注射针头挑刺,然后采用闪火法置罐,留罐5~10 分钟。每周施术 1~2 次,10 次为 1 个疗程,经期停止治疗。本法适用于带下日久、腰腹胀痛及湿热带下者。

【取穴②】 腰眼、八髎。

【操作】 患者取俯卧位,穴位处常规消毒后,用三棱针点刺,然后以闪火法拔罐,留罐 10~15 分钟。起罐后用酒精棉球局部消毒并擦净血迹。每周治疗 2 次,6 次为 1 个疗程,行经期间停止。

3. 药罐——药糊罐法

【取穴①】 关元。

【操作】 患者仰卧,医者在其关元穴处先行闪罐 15~30 次,留罐5~10 分钟,起罐后,将药末(大黄 10 克,薄荷 3 克,黄柏 5克,泽兰 5 克,侧柏叶 5 克,共研细末)加水调成糊状,外敷穴位,以油纸或保鲜膜覆盖,并加胶布固定,每日治疗 1 次,5 次为 1 个疗程。也可以如法取神阙。本法适用于湿热型带下者。

【取穴②】 神阙。

【操作】 在神阙穴拔罐 10 分钟后,取药粉(黄芪 15 克,党参15 克,丹参 15 克,当归 10 克,白术 10 克,白芍 10 克,枳壳 10克,生姜末 10 克,升麻 6 克,柴胡 6 克。食欲减退者加鸡内金 10克,大便稀溏者加焦六曲 10 克,阳气虚者加肉桂 3 克。药焙干后,共研细末和匀备用)10 克,水调成糊状敷脐。每日治疗 1 次,

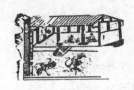
5 次为 1 个疗程,适用于气虚型带下者。

四、产后缺乳

产后乳汁甚少或全无,称为产后缺乳,亦称乳汁不足,或乳汁不行。乳汁缺乏,多因身体虚弱,气血生化之源不足,或因肝郁气滞,乳汁运行受阻所致。

(一)一般罐法

1. 火 罐

【取穴】 乳根、膻中、肩井。

【配穴】 气血虚弱者加脾俞、足三里,肝郁气滞、胸胁胀满者加期门、肝俞,胃脘胀满者加中脘、胃俞,食少便溏者加天枢、下巨虚。

【操作】 选取大小适宜的火罐,用闪火法排气,置罐于穴位上后,留罐 20 分钟,每日 1 次。

2. 挤压罐

【取穴】 膻中、乳根、脾俞、厥阴俞。

【操作】 选取大小适宜的橡胶罐,选定穴位后,按操作要领,将罐挤压吸拔在穴位上,留罐 15~25 分钟,每日 1 次。

(二)复合罐法

1. 针罐(1)——出针罐法

【取穴】 乳根、膻中、足三里、曲池、少泽。

【操作】 在选取的穴位上,常规消毒,先针刺,用平补平泻手法,留针 20 分钟。出针后,拔火罐于上,留罐 10~20 分钟,每日治疗 1 次。少泽穴只针刺,不拔罐。

2. 针罐(2)——刺络罐法

【取穴】 足三里、少泽、太冲、太白、膈俞、心俞。

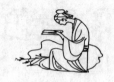

【操作】 在少泽、足三里、太冲、太白穴上常规消毒,以三棱针点刺出血,然后在足三里、太冲、太白穴上行闪火法拔罐,留罐10～15分钟,同时在膈俞、心俞穴上拔罐20分钟,每日或隔日治疗1次。

3. 灸　罐

【取穴】 乳根、膻中。

【操作】 患者仰卧,先在所取穴位上闪罐,每穴操作30～50次,继而用艾条温和灸10～20分钟,每日治疗1次。注意饮食调补。

4. 按摩罐

【取穴】 乳根、期门、膻中、心俞、肝俞、脾俞。

【操作】 先由期门、乳根朝乳头方向推摩,由膻中向乳头推摩,并用点揉法按摩所选穴位10分钟,然后拔罐(火罐、挤压罐均可)15～20分钟,每日治疗1次。

五、子宫脱垂

妇女子宫下脱,甚则挺出阴户之外,或阴道壁膨出。前者为子宫脱垂,后者为阴道壁膨出,统称阴挺,又称阴菌、阴脱。本病主要由气虚下陷与肾虚不固,胞络损伤松弛,不能提摄子宫所致。西医认为,因分娩造成宫颈、宫颈主韧带与子宫骶韧带的损伤,或因分娩后支持组织未能恢复正常,将导致子宫沿着阴道向下移位,而造成子宫脱垂。

(一)一般罐法

1. 火　罐

【取穴】 气海、子宫、三阴交、百会。

【配穴】 气虚者加关元、脾俞、足三里,肾虚加肾俞、命门、

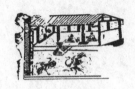

照海。

【操作】 选取大小适宜的火罐,用闪火法排气拔罐,留罐10～20分钟,百会穴用灸法。每日治疗1次,10次为1个疗程。

2. 抽气罐

【取穴】 气海、中极、子宫、肾俞、三阴交。

【操作】 根据选取的穴位,选用大小适宜的抽气罐,拔罐于穴位上,留罐10～20分钟。每日1次,10次为1个疗程。

(二)复合罐法

1. 针罐(1)——出针罐法

【取穴】 子宫、维道、三阴交、足三里。

【操作】 穴位常规消毒后,先用针刺法,再拔罐。针刺维道时,沿腹股沟向耻骨结节方向斜刺,子宫穴直刺,深度以病人感到大阴唇发麻、子宫上抽、腰和阴道有酸感为准。亦可由子宫穴向耻骨联合部斜刺2～3寸,强刺激,使针感传至小腹和外阴部为好。再针三阴交、足三里,手法中强刺激,均留针15分钟,行针2～3次。出针后,每穴拔罐10～20分钟,每日治疗1次,每个疗程10次。针刺前嘱病人排空小便。

2. 针罐(2)——挑刺罐法

【取穴】 第3腰椎平面以下寻找敏感点或阳性反应物(如皮疹、压痛、结节等),中极、子宫穴。

【操作】 找到敏感点、阳性反应物及穴位后,常规消毒,用三棱针挑治,然后拔罐治疗,留罐5～10分钟。3～5天治疗一次。

3. 针罐(3)——刺络罐法

【取穴】 提托、肺俞、心俞、肝俞、脾俞、肾俞、第12胸椎至骶尾段脊柱中线及两旁的膀胱经内侧循行线。

【操作】 先在提托穴(关元旁开4寸,左右各1穴)闪罐

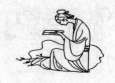

20～30 次;继而在骶尾部的八髎穴用三棱针点刺,再拔罐 20 分钟;其余穴位采用单纯罐法,12 胸椎以下督脉及两侧膀胱经穴,采用密排罐法,留罐 10～20 分钟。每周治疗 2 次,10 次为 1 个疗程。

4. 灸　罐

【取穴】　神阙、子宫、命门。

【操作】　先在穴位上行闪火法拔罐,留罐 10～20 分钟,起罐后用艾条温和灸,每穴灸 10 分钟。也可采用隔姜片灸,每穴灸 3～7 壮。每日 1 次,10 次为 1 个疗程。

第三节　儿科病证

一、疒 腮

疒腮,是以腮部肿胀、焮热疼痛,或肿痛而不红为主要证候特征的一种急性传染病。因腮部肿胀,如蛤蟆(虾蟆)颈项,且具有传染性,故俗称虾蟆瘟,民间又叫楝耳寒(核)。本病一年四季均可发生,而以冬春两季较为多见,发病年龄多见于 5～9 岁的小儿。中医认为:本病多因内有积热蕴结,外受时邪疫毒而发病。西医诊断为流行性腮腺炎,是由流行性腮腺炎病毒引起的急性呼吸道传染病。

(一)一般罐法

1. 火　罐

【取穴】　颊车、合谷、外关。

【配穴】　热甚加大椎、曲池,睾丸肿大加太冲、曲泉。

【操作】　选取大小适宜的罐子,用闪火法拔罐,留罐 5～10 分钟,每日 1 次。

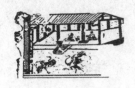

2. 水　罐

【取穴】　腮腺肿大局部。

【操作】　选用青霉素小瓶制作的小罐,贮入50℃温热水约1/2瓶,置于肿大的腮腺部,面积较大者可同时拔2～3个,用注射器抽出罐内空气,留罐10～15分钟,每日治疗1～2次。

(二)复合罐法

1. 药罐——药糊罐法

【取穴】　腮腺肿大局部,大椎、灵台。

【操作】　取新鲜仙人掌,用刀刮掉外皮及刺,捣烂,薄敷于压痛点上,再加拔火罐,留罐10分钟左右;亦可在患侧颊车穴闪罐后,用青黛10～20克,稀米汤调敷于局部。然后在大椎、灵台穴用闪罐,每穴操作15次,留罐5～10分钟,每日治疗1次。

2. 针罐(1)——刺络罐法

【取穴】　腮腺红肿处。

【操作】　局部行常规消毒,用三棱针在耳下腮腺红肿处,垂直点刺2～3处,挤压出血后,拔罐5～10分钟,每日1次。

3. 针罐(2)——出针罐法

【取穴】　局部压痛点、身柱。

【操作】　常规消毒,用毫针针刺腮腺局部压痛点,中度刺激半分钟。身柱穴常规消毒后,用三棱针点刺放血,然后在两处拔罐,留罐5～10分钟,隔日治疗1次。

4. 灸　罐

【取穴】　角孙、大椎、肺俞、胃俞。

【操作】　先用灯芯草灸方法点灸角孙穴(位于耳尖直上入发际处)(图3-9),即穴位常规消毒,取1寸长的灯芯草一根,

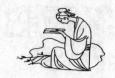

在麻油中浸泡后用镊子夹出,点燃一头后速灸角孙穴,当听见"叭"声响即成。然后在大椎、肺俞、胃俞穴上闪罐,每穴操作10～20下,以皮肤呈现潮红为度。每日或隔日治疗1次。

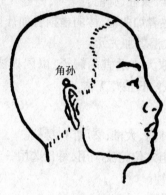

角孙

图3－9

二、百日咳

百日咳,中医称为顿咳,是小儿感受时邪疫毒而产生阵发痉挛性咳嗽的一种儿科传染病,发作时咳嗽连声,并伴吼声回音,咳时面红耳赤,每顿咳嗽,连续数次,最后咳出大量的痰,或吐出乳食乃止。发作一阵后暂时缓解,然后再次发作,每日数次至数十次不等,故名"顿咳";其因病程较长,缠绵难愈,故亦称"百日咳",又因其咳后有特殊的"鸡鸣"样吸气声,民间又称为"鸬鹚咳"。本病常发于冬末春初,多见于1～5岁的小儿。由于调护失宜,外感时邪引起痰浊内生、阻于气道,肺失宣降,以致肺气上逆,发为咳嗽。西医诊断本病为百日咳,是由百日咳杆菌所致的急性呼吸道传染病。

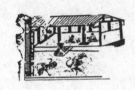

（一）一般罐法

1. 火 罐

【取穴】 大椎、身柱、肺俞。

【配穴】 身热者加曲池,体弱虚损者加膏肓,纳少便溏者加脾俞、中脘,手足欠温者加关元。

【操作】 选取大小适宜的罐子,以闪火法拔罐,一般留罐5～10分钟,每日或隔日治疗1次。

2. 抽气罐

【取穴】 ①肺俞、大椎;②风门、身柱。

【操作】 两组穴位轮流应用,每日选用一组,选用抽气罐拔罐,留罐5～10分钟。

（二）复合罐法

1. 药罐——药糊罐法

【取穴】 身柱。

【操作】 将白及打成细粉末,以温开水调成糊状,涂于穴位上,然后拔火罐5～10分钟,起罐后以出现颗粒状瘀血点为佳。每日治疗1次,10次为1个疗程。

2. 针罐（1）——出针罐法

【取穴】 肺俞、风门。

【操作】 对穴位行常规消毒,采用轻刺激手法,捻转不留针,针后拔火罐。每日治疗1次。

3. 针罐（2）——刺络罐法

【取穴】 四缝、风门、肺俞、至阳、中府、膻中。

【操作】 先在四缝穴(穴位在2、3、4、5指的掌面,近端指关节横纹中点)(图3－10)常规消毒,用三棱针点刺出血,或挤出

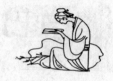

少许黄白色黏液,然后用大小适宜的玻璃罐,每次选穴 2~3 个,用闪火法操作 10~20 下,并留罐 5~10 分钟。隔日治疗 1 次,10 次为 1 个疗程。四缝穴只针刺不拔罐。

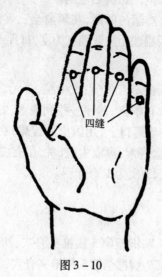

四缝

图 3-10

三、厌　食

厌食是指小儿较长时间见食不贪,食欲缺乏,甚至拒食的一种常见病证。小儿厌食常伴有食后腹胀、形体消瘦、面色萎黄少华等,多由饮食不节,损伤脾胃,运化失宜,中焦停滞所致;另外有些小儿先天禀赋不足,脾胃虚弱,或者疾病迁延,损伤脾胃功能,使消化、吸收能力低下,也可导致厌食。

（一）一般罐法

1. 火　罐

【取穴】　中脘、天枢、脾俞、胃俞、足三里、上巨虚、下巨虚。

【操作】　选取大小适宜的玻璃罐,用闪火法拔罐,每次取 3

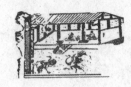

个穴位,每穴留罐 5 ~ 10 分钟,每日治疗 1 次。

2. 闪　罐

【取穴】　膈俞至三焦俞之范围。

【操作】　以密排罐的间距,在膈俞至三焦俞穴位之间,选取合适的玻璃罐,行闪罐法至皮肤潮红为度,每日或隔日治疗 1 次。

3. 走　罐

【取穴】　①膈俞至三焦俞;②中脘、关元、足三里。

【操作】　先取背俞穴,薄涂一些润滑剂,如液状石蜡或凡士林等在皮肤和小玻璃罐口上,用闪火法拔罐,在膈俞至三焦俞走罐,使皮肤出现充血瘀紫,再取中脘、关元、足三里拔罐 5 ~ 10 分钟。隔日治疗 1 次,5 次为 1 个疗程。

(二)复合罐法

叩刺罐法

【取穴】　第 7 胸椎至第 5 腰椎夹脊穴、四缝穴。

【操作】　从第 7 胸椎至第 5 腰椎夹脊穴,自上而下用梅花针轻叩 5 ~ 8 次,至皮肤潮红,并在膈俞、肝俞、脾俞、胃俞穴上拔罐,留罐 5 ~ 10 分钟。同时配合三棱针点刺四缝穴。隔日治疗 1 次。

四、遗　尿

遗尿又称遗溺,民间俗称尿床,是指 3 周岁以上的小儿,睡眠中小便自遗,醒后方觉的一种疾病。3 周岁以下的小儿,由于智力发育未臻完善,良好的排尿习惯尚未养成,或年满 3 周岁的小儿因贪玩少睡、精神过度疲劳,或临睡饮水过多而引起的暂时遗尿,一般不属于病态。中医认为,小儿遗尿多由肾与膀胱虚冷所致,肾气不足,下元虚冷,不能温养膀胱,或久病肺脾气虚,不能通调水道,膀胱制约无权等均可导致遗尿。西医认为本病少

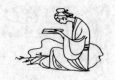

数是由于脊柱裂、大脑发育不全或蛲虫病所致,大部分儿童则与精神因素有关,如突受惊吓、过度疲劳、骤换新环境等,使患儿过度敏感或睡眠过熟造成遗尿,此外,也与小儿未养成良好的排尿习惯有关。

(一)一般罐法

1. 火　罐

【取穴】　关元、中极、神阙、三阴交。

【配穴】　脾气不足加足三里,肾气不足加肾俞、命门,膀胱失约加膀胱俞。

【操作】　选取小号玻璃罐,用闪火法将罐吸拔于穴位上,留罐 3 ~ 5 分钟。每日治疗 1 ~ 2 次,10 次为 1 个疗程。

2. 水　罐

【取穴】　在神阙至曲骨穴之间等距离取 3 点,神阙至带脉穴之间等距离取 2 ~ 3 点,腰 4 至骶 2 脊椎棘突下旁开 1 横指,从上至下等距离取 3 ~ 4 点。

【操作】　选取青霉素小瓶制作的小罐,每罐中注入 1/2 的温水,用 10 毫升或 20 毫升注射器抽出罐中空气,使小罐吸拔在皮肤上,留罐 5 ~ 10 分钟。每日或隔日治疗 1 次,10 次为 1 个疗程。

3. 挤压罐

【取穴】　大椎、身柱、肾俞、膀胱俞、八髎、关元、中极、三阴交。

【操作】　选取大小适宜的橡胶罐,挤压吸拔在选取的穴位上,每次选 3 ~ 5 穴,留罐 5 ~ 10 分钟。每日治疗 1 次,10 次为 1 个疗程。

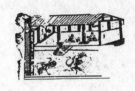
(二)复合罐法

1. 药罐——药糊罐法

【取穴】 神阙。

【操作】 选取大小适宜的玻璃罐,以闪火法吸拔于穴位处,留罐5分钟,起罐后,取药糊(五倍子、何首乌各等份共研细末,贮瓶备用。每次取药末6克,醋调如糊膏状)填入脐中,上盖纱布固定。每日或隔日治疗1次,每个疗程5次,间隔2天再行下1个疗程。

2. 针罐——刺络罐法

【取穴】 ①大椎、肾俞、膀胱俞;②身柱、次髎、关元。

【操作】 两组穴位交替使用,每日选用一组。局部常规消毒后,用三棱针点刺,然后以闪火法拔罐,留罐5分钟。每日或隔日治疗一次。

3. 灸罐——艾条灸罐法

【取穴】 关元、中极、命门、肾俞、膀胱俞、百会。

【操作】 每次选2～3次,先用闪罐法在穴位上操作20～30次,再用艾条温和灸10～20分钟,百会穴只灸不拔罐。每日治疗1次,10次为1个疗程。

4. 按摩罐

【取穴】 关元、肾俞、八髎、三阴交、百会。

【操作】 选取大小适宜的火罐,用闪火法拔罐,留罐5～10分钟,起罐后施按摩术。百会穴只按摩不拔罐,用拇指揉按百会100～200次,用掌根揉按关元50～100次,用食指和中指揉按肾俞50～100次,用四指指腹在小儿腰骶部八髎穴处按顺时针方向揉摩或上下擦3～5分钟,用拇指点按三阴交100～200次。每日或隔日治疗1次,10次为1个疗程。

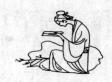

五、小儿泄泻

小儿泄泻，是以大便次数增多、质稀薄或呈水样，带有不消化的乳食或黏液便为特征。本病是小儿常见的胃肠道疾病，四季皆可发生，夏秋两季多见。小儿脾胃薄弱、起居不慎、饮食失调均易引起本病。西医认为本病与饮食、感染及免疫功能等因素有关，此外气候突变及卫生习惯不良等亦与本病有密切关系。西医诊断为消化不良或婴幼儿腹泻。

（一）一般罐法

1. 火　罐

【取穴】　脾俞、中脘、足三里、天枢。

【配穴】　呕吐加上脘、内关，腹胀加气海、胃俞，腹痛加下脘、关元，热重加大椎，湿重加阴陵泉。

【操作】　选取大小适宜的火罐，采用闪火法吸拔于穴位上，留罐5～10分钟，每日治疗1次。

2. 抽气罐

【取穴】　胃俞、脾俞、肾俞、大肠俞、中脘、天枢、大横、神阙、关元、足三里。

【操作】　选取适宜的抽气罐，先在背俞穴拔2～4罐，再于腹部拔2～4罐，最后在足三里拔罐。每穴留罐5～10分钟，每日治疗1次。

（二）复合罐法

1. 药罐——药糊罐法

【取穴】　神阙。

【操作】　在神阙穴拔罐5～10分钟，起罐后，取药糊（苍术15克，吴茱萸15克，丁香3克，胡椒1克，共研细末。每次取出

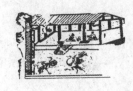

适量,水调成糊状)填于肚脐(神阙穴)内,用纱布覆盖固定。每日或隔日治疗1次。

2. 针罐——出针罐法

【取穴】 神阙、天枢、长强。

【操作】 局部消毒后,选用毫针,先在双天枢穴各直刺1针,深1厘米,长强穴紧靠尾骨前面斜刺1针,深2厘米,均捻转2分钟,不提插,不留针。出针后在神阙穴拔罐,留罐5～10分钟,使局部轻度充血。每日治疗1次,5次为1个疗程。

3. 按摩罐

【取穴】 龟尾(穴在尾骨端与肛门之间)、神阙。

【操作】 在穴位处涂抹少许香油,用手指在龟尾穴上揉按200～300次。若用另一手掌在脐上对揉则疗效更佳。按摩完毕,在神阙穴用闪火法拔罐,留罐5～10分钟,以皮肤潮红为度,不要起泡。每日治疗1次。

4. 灸罐——艾条灸罐法

【取穴】 关元、天枢、足三里。

【操作】 选取大小适宜的玻璃罐,用闪火法排气,吸拔于穴位上,留罐5～10分钟,起罐后,用点燃的艾条施温和灸,每穴5～10分钟,每日治疗1次。

第四节 外伤科病证

一、痈 证

痈的含义,是气血为毒邪壅塞不通的意思。痈是一种发生于皮肉之间的急性化脓性疾患,其特点是局部红、肿、热、痛,范围多在2～3寸,发病迅速,易肿、易脓、易溃、易敛。一般来说,

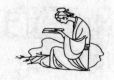

痈不会损伤筋骨,不会造成陷证。痈由于发病的部位不同而名称不同,如生于颈部的叫颈痈,生于结喉之处的叫锁喉痈,生于臀部的叫臀痈,生于乳房部位的叫乳痈等。痈是发生于皮肉间多个相邻的毛囊和皮脂腺的急性化脓性感染。身体虚弱、痰热内盛、贫血或糖尿病患者易生本病。乳痈多见于哺乳期妇女,由于其病因病机的特殊性及治疗有所不同,故放在后面专篇论述。

(一)一般罐法

火 罐

【取穴】 病变局部。

【操作】 痈脓已成未溃者,予切开排脓;已溃者,直接取溃处。依据病变部位、浸润面积和脓腔大小来决定选用火罐,一般罐口直径必须超过切口两端,否则达不到负压吸引的目的。可用贴棉法或闪火法拔罐(以破溃口为中心),根据具体情况决定拔罐次数和留罐时间,一般留罐 3～5 分钟。脓多者可多拔罐几次,或留罐的时间稍长。如遇慢性溃疡,因创面肉芽组织陈旧或局部血运不好,为促进血液循环并造成新鲜创面,使坏死组织早日脱落,亦可酌情延长吸拔时间。拔罐后,创面按一般换药处理。如周围红肿浸润显著,可于破溃处上凡士林引流条,周围敷以消炎药膏;若周围皮肤糜烂、渗出物较多者,不宜用拔罐法,可施用艾灸法和其他方法。

(二)复合罐法

1. 针罐(1)——火针罐法

【取穴】 病变局部。

【操作】 选取病灶处波动感明显的最低位置,注意避开较大的神经和血管。先用质量浓度为 20g/L(2%)的普鲁卡因 2～6 毫升,于选定的针刺点做局部麻醉,将直径约 0.2 厘米的火针

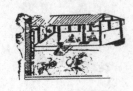
在酒精灯上烧红,对准所取部位,迅速刺入脓腔中,稍停片刻再缓慢出针。一般取一点即可,若是多房性脓肿,每次可取 2~3 点。选取大小适宜的玻璃罐于出针后迅即用闪火法拔罐于脓肿上,或用抽气罐拔罐,留罐 2~3 分钟。拔罐后应保持脓腔引流通畅,必要时可扩大引流口,用质量浓度为 30g/L(3%)的过氧化氢(双氧水)或生理盐水冲洗脓腔。拔罐后的 3~5 天内用鱼石脂软膏外敷,每日换药 1 次。对深部脓肿不宜采用本法,应结合外科处理。

2. 针罐(2)——刺络罐法

【取穴】 头面、颈部感染取第 7 颈椎,以大椎穴为中心;手指及上肢感染选对侧肩胛区(相当于 4~6 胸椎与肩胛骨内侧缘之间);足趾、下肢、臀及会阴部感染,选腰骶关节以下,以上髎穴为中心;胸、腹部感染在背、腰部相对应处。

【操作】 选定治疗部位后,常规消毒,用三棱针轻刺 3 下,随即在针刺部位加拔火罐,留罐 10 分钟左右,每日治疗 1 次。

3. 灸罐——艾条灸罐法

【取穴】 病变局部。

【操作】 在病灶溃破处先用玻璃罐或抽气罐吸拔排脓,至脓尽血出时,再用艾条温和灸 10~20 分钟。以后每日灸 1 次,连续灸 3 天。

二、疖　肿

疖肿是一种常见的外科疾患,俗称"疖子"、"火疖",其特征为局部皮肤红、热、疼痛、突起根浅、肿势局限,穿头排脓即愈,只有重症才见全身症状。夏秋多发,以小儿及青壮年为多见。中医认为疖的发生,多因暑湿、热毒蕴结皮肤,以致营卫不和,气血

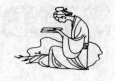

阻滞而成。西医认为疖是发生在皮肤单个毛囊皮脂腺及汗腺的急性化脓性炎症。

（二）一般罐法

1. 火　罐

【取穴】　病灶局部或大椎处。

【操作】　选取大小适宜的玻璃罐，在已溃破的疖肿或痈肿的局部拔罐，留罐 5～10 分钟，以脓尽血出为度。颜面疖肿可在局部涂擦体积分数为 75% 的酒精或消炎软膏，同时配合大椎穴闪罐，操作 30～50 次。以上方法每日治疗 1 次，至局部炎症消退。溃破口大者应按常规换药。

2. 水罐——水煮罐法

【取穴】　病灶局部。

【操作】　根据疖肿的大小，选取适宜的竹制煮罐，先将竹罐放在水中煮沸 15 分钟后，用长镊子夹出，甩掉多余的水，或用毛巾扪掐一下罐口，立即扣在已破溃的疖肿上，使之吸紧，留罐 5～10 分钟。伤口按常规换药处理。

（二）复合罐法

1. 针罐（1）——刺络罐法

【取穴】　天宗、灵台、身柱。

【操作】　在穴位处行常规消毒，用三棱针点刺出血，立即用中号玻璃罐吸拔，留罐 3～5 分钟后起罐，可拔出深紫色的血液若干毫升，然后用酒精棉球擦净血污。重症者可同时在委中穴皮下浅静脉处放血 1～2 毫升。隔日治疗 1 次。

2. 针罐（2）——火针罐法

【取穴】　病灶局部。

【操作】　局部常规消毒后，用火针从疖肿顶部直刺一针，深

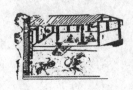
达根部,范围较大者可于疖肿左右或上下向疖顶中央斜刺两针,然后用小抽气罐吸拔,留罐 3 ~ 5 分钟,去净脓血后,敷料包扎。

三、乳 痈

乳痈是乳部急性化脓性疾患,俗称奶疮。发于妊娠期的,称为内吹乳痈;发于哺乳期的,称为外吹乳痈。本病以乳房红肿疼痛为主要表现,多发于产后尚未满月的哺乳妇女,尤以初产妇为多见。中医认为本病多由忧思恼怒,肝气郁结,或因多食厚味,胃经积热,或因乳头破裂,外邪火毒侵入乳房,致使脉络阻塞,排乳不畅,火毒与积乳互凝,而结肿成痈。西医诊断为急性乳腺炎,是乳腺的急性化脓性炎症。

(一)一般罐法

1. 火 罐

【取穴①】 乳根、期门、膻中、压痛明显处。

【操作】 选取大小适宜的玻璃罐,在膻中、患侧乳根、期门及压痛明显处,用闪罐法操作 20 ~ 30 次,留罐 5 ~ 10 分钟,每日治疗 1 ~ 2 次。适用于乳痈初起未成脓者。

【取穴②】 乳痈破溃处。

【操作】 选取大小适宜的玻璃火罐,在乳痈溃破处行闪火法拔罐,以吸拔脓液,然后再行外科处理。

2. 水罐——贮水罐法

【取穴】 病灶四周。

【操作】 在患乳病灶周围选取拔罐穴位,将青霉素小瓶制成的小罐紧贴皮肤,用 20 毫升空注射器将罐中空气抽出,形成负压,使小罐吸拔于皮肤上。然后注入 4 ~ 5 毫升清水,留罐 10 ~ 15分钟,每日治疗 1 次。适用于乳痈初期未成脓者。

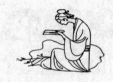

（二）复合罐法

1. 针罐（1）——留针罐法

【取穴】 合谷、太冲、梁丘（均为双侧），患侧乳头。

【操作】 先行针刺法，针刺双合谷、太冲、梁丘穴，均用泻法，留针20分钟。同时以患侧乳头为中心拔罐，双侧发病则两侧同取，以罐头瓶作罐具为佳，采用闪火法排气拔罐，留罐10分钟。留针期间行针2～4次，以增强刺激，提高疗效。每日治疗1～2次，可同时加TDP照射患乳局部。适用于乳痈初起者。

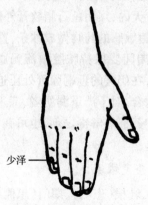

少泽——

图 3－11

2. 针罐（2）——刺络罐法

【取穴】 患侧乳房相对应的背部，或第5～7胸椎旁开1.5寸处，寻找红色小反应点或压痛点；少泽、肩井。

【操作】 在背部寻找反应点，常规消毒后，用三棱针点刺，拔罐10分钟；然后取双少泽穴（位于小指尺侧指甲角旁约0.1寸）（图3－11）常规消毒，用三棱针点刺，挤出2～3滴血；取患侧肩井穴常规消毒后用三棱针点刺3下，拔罐10分钟。每日治

第三章 常见疾病的拔罐疗法

中国民间医学丛书

203

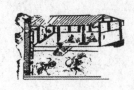

疗1次。

3. 针罐(3)——火针罐法

【取穴】　患处局部(化脓处)。

【操作】　在病灶波动感明显的最低位置,用质量浓度为20g/L(2%)的普鲁卡因2～6毫升,先做局部麻醉。然后将直径0.3厘米的钢针在酒精灯上烧红,对准针刺点快速刺入脓腔中(不得过深,以免伤及正常组织),稍停片刻再缓慢出针。选取罐口较脓肿略大的火罐,出针后立即拔罐于针口上,留罐2～3分钟。在施术的3～5天内,须用鱼石脂软膏外敷局部,每日换药1次。还可选择对细菌敏感的药物做成纱条,置于伤口内,1～2日换药1次。在治疗期间要保持脓腔引流畅通。一旦伤口漏奶,还可根据漏口方向,在奶瘘的近端腺管处压迫腺管,使该管减少乳汁分泌,以促进愈合,对于严重漏奶者,应采取回乳措施,若伴发高热者,可配以中药清热解毒之剂,也可在大椎穴刺络拔罐以退热。

4. 灸罐——艾条灸罐法

【取穴】　膻中、乳根(患侧)、期门(患侧)。

【操作】　乳痈初起肿痛者,可在膻中、患侧乳根和期门穴用玻璃罐闪罐,每次操作20～30次,然后用艾条在穴位或肿痛处急火悬灸5～10分钟,每日治疗1～2次。乳痈已成脓者,可参照火针罐法处理后,用艾条温和灸20分钟,每日治疗1次。

四、腰　痛

腰痛是指腰部一侧或两侧发生疼痛的病证。腰为肾之外府,无论风、暑、寒、湿侵入肌腠经络,流注腰脊,或跌仆闪挫损伤腰部,以致气滞、痰结、血瘀,均可发生腰痛。临床表现为持续性

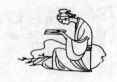

腰部隐痛,遇凉、劳累等加重。西医认为腰痛(排除内科疾患)是由于腰部肌肉、筋膜、韧带、软组织慢性损伤,可由腰肌劳损、滑膜嵌顿、腰椎间盘突出、强直性脊柱炎、腰椎横突综合征、脊椎肥大症等疾病引起。

(一)一般罐法

1. 火 罐

【取穴】 肾俞、腰阳关、阿是穴。

【操作】 选取大小适宜的火罐,在肾俞、腰阳关和腰部压痛明显的阿是穴上,用闪火法或投火法拔罐,留罐 10 ～ 15 分钟。也可用闪罐法反复吸拔穴位,每穴 20 ～ 30 次,以皮肤出现潮红为度,再留罐 5 ～ 10 分钟。每日治疗 1 次。

2. 走 罐

【取穴】 腰骶部脊柱正中及两旁,或疼痛区域。

【操作】 在拔罐部位的皮肤及玻璃罐口上薄涂一些凡士林,以闪火法拔罐,反复推拉走罐,至局部皮肤出现深红斑为度,或采用密排罐法。隔日治疗 1 次。

(二)复合罐法

1. 针罐(1)——刺络罐法

【取穴】 腰部阿是穴、委中。

【操作】 在压痛处或委中穴常规消毒后,用三棱针快速刺几下,然后在针刺处拔罐,留罐 10 ～ 20 分钟,隔日治疗 1 次。适用于急性腰痛。

2. 针罐(2)——叩刺罐法

【取穴】 腰部疼痛区域或阿是穴。

【操作】 常规消毒后,用七星针叩刺所取穴位或部位,以微出血为度,再行闪火法拔罐,留罐 10 分钟左右,吸出紫红色瘀

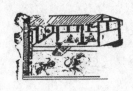
血,疼痛立减。未愈者,每日治疗 1 次,至疼痛消失为止。

3. 按摩罐

【取穴】 阿是穴、肾俞、委中,足太阳膀胱经、督脉腰骶部。

【操作】 先行按摩法:①用拇指直接点按病灶区或肾俞、委中穴位;②用手在痛点部位顺肌纤维上下揉捏;③用拇指或掌根推足太阳膀胱经和督脉腰骶部,由上至下。按摩后,在痛点(阿是穴)、肾俞穴拔罐,留罐 10~15 分钟。每日治疗 1 次。

五、扭 伤

扭伤是指四肢关节或躯体的软组织损伤,如肌肉、肌腱等扭伤,而无骨折、脱臼、皮肉破损的症候。临床上主要表现为受伤部位肿胀疼痛、关节活动障碍等。本病主要由用力不当、跌仆闪挫等,导致脉络损伤、气血瘀滞而成。

(一)一般罐法

火 罐

【取穴】 腰骶关节处,双侧髂后上棘处、2~3 腰椎旁开 3 厘米处(双)、10~11 胸椎旁开 3 厘米处(双)。

【操作】 选取大小适宜的玻璃罐,患者取俯卧位,医者用悬火法或架火法拔罐,留罐 10~15 分钟;也可以先在以上部位用闪罐法,每处操作 20~30 下,再留罐 5~10 分钟。每日或隔日治疗 1 次。适用于急性腰扭伤。

(二)复合罐法

1. 针罐(1)——刺络罐法

【取穴】 阿是穴。

【操作】 用手在扭伤附近触探,找出明显压痛点,局部常规消毒,用三棱针点刺至微出血,采用闪火法置罐于上,留罐 10~

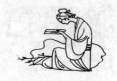

15 分钟,一般应拔出瘀血。每日治疗 1 次。适用于各种扭伤、局部青紫或久痛不愈者。

2. 针罐(2)——留针罐法

【取穴】 阿是穴。

【操作】 在扭伤处找出压痛点,先用毫针直刺 1 寸,得气后,用闪火法扣罐于上,留罐 15～20 分钟,每日治疗 1 次。

3. 按摩罐法

【取穴】 阿是穴、膀胱经腰腿部。

【操作】 本法适用于急性腰扭伤。患者取俯卧位,医者用手触探扭伤处,寻找压痛点。在阿是穴上,用五指散揉,或用手掌揉摩,直到肌肉松弛后,用拇指或握拳在痛处点按揉摩约 5 分钟,然后用滚法,自腰部的痛点滚至小腿腓肠肌,或沿膀胱经从腰骶滚至小腿部,操作 1～3 遍,接着点揉肾俞、大肠俞、委中穴,每穴 1～2 分钟。按摩完毕后,用闪火法拔罐,在痛点及其周围吸拔 2～3 罐,留罐 10～15 分钟。每日治疗 1 次。

4. 针药罐法

【取穴】 扭伤局部。

【操作】 在扭伤局部常规消毒,然后用三棱针点刺放血,再加闪火法拔罐,以拔出瘀血为度。起罐后敷药,采用新鲜的蒲公英、酢浆草、蛇莓,用冷水洗净,捣烂并加适量食盐,混合后湿敷于患处,表面用纱布或绷带包扎。

六、落　枕

落枕,又称失枕、失颈,主要表现为晨起颈项部强直、疼痛、活动受限,甚则牵引肩背。多由露卧当风或睡眠姿势不当,致气滞血凝,经络不通而成,相当于颈部软组织扭伤。

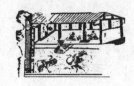
（一）一般罐法

火 罐

【取穴】 阿是穴。

【操作】 在颈项肩背部找出痛点,在该处皮肤上先薄涂一层凡士林,采用闪火法置罐,吸拔住后,从项部推至肩、背处,往复数次,以局部出现潮红为度。或者在痛点先行闪罐,操作 10 ~ 30 次,以局部出现潮红为度,再留罐 10 分钟。每日治疗 1 次。

（二）复合罐法

1. 针罐——出针罐法

【取穴】 大椎、风池、阿是穴、悬钟。

【操作】 先行针刺,留针 5 ~ 10 分钟,出针后在穴位处拔罐(风池穴不易拔罐,可只行针刺),留罐 10 ~ 15 分钟。每日治疗 1 次。

2. 灸罐——艾条灸罐法

【取穴】 阿是穴、大椎、肩中俞、肩外俞。

【操作】 选取大小适宜的火罐,采用闪火法拔罐,留罐 10 ~ 15 分钟,起罐后,用艾条灸每穴 2 ~ 3 分钟。每日治疗 1 次。

3. 按摩罐

【取穴】 阿是穴,患侧肩井、肩髃。

【操作】 先捏拿项背肩颈部 3 ~ 5 遍,接着揉按风池、肩井、肩中俞等穴数分钟,用侧掌击拍项背及肩部 3 遍。按摩完毕,在阿是穴或患侧肩井、肩髃穴用闪火法拔罐,留罐 10 ~ 15 分钟。病程短、症状轻者一般治疗一次即愈,严重者可每日治疗 1 次,直至痊愈。一般按摩后拔罐 1 ~ 2 个即可。

中国民间拔罐疗法

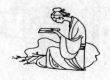

七、颈椎综合征

颈椎综合征,又称颈椎病,是一种退行性颈椎关节病,多发于40岁以上者,临床表现为起病缓慢,疼痛部位依受累的神经根分布不同而异,多在一侧颈肩部或向同侧上臂、前臂尺侧和手指放射,并有轻度的感觉减退或过敏,早期肌力无改变,晚期肩、臂肌肉可能有轻度萎缩。中医认为本病多因督脉受损,气血瘀滞,经络闭阻,或气血不足所致。西医认为本病多因颈椎骨、椎间盘及其周围纤维结构的损害,致使颈椎间隙变窄、关节囊松弛、关节内平衡失调,致使颈神经根或脊髓受刺激、受压迫所致。

(一)一般罐法

1. 火 罐

【取穴】 天髎、厥阴俞、大椎。

【操作】 患者取俯卧位,选大号玻璃罐,用闪火法拔罐,留罐10~20分钟。隔日治疗1次,10次为1个疗程。

2. 水罐——水煮罐法

【取穴】 下风池(风池穴下5分)、大杼、风门。

【配穴】 天宗、肩井、肩髃、曲池。

【操作】 选取大小适宜的竹制煮罐,在沸水中煮2~3分钟后,用长镊子夹出,甩净余水,趁热吸拔在穴位上,留罐10分钟,使局部皮肤呈现瘀紫或潮红。每日或隔日治疗1次,10次为1个疗程。

(二)复合罐法

1. 针罐(1)——出针罐法

【取穴】 颈胸夹脊穴(颈椎、胸椎棘突下旁开0.5寸)。

【操作】 在颈胸夹脊穴上找出敏感点(压痛或痠、麻、胀

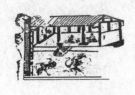

感),在敏感点及对侧先行针刺,直刺或针尖朝脊椎方向斜刺,强刺激,留针 10 分钟,行针两次。出针后在针刺处分别拔罐,留罐10 ~ 20 分钟。每日或隔日治疗 1 次,10 次为 1 个疗程。

2. 针罐(2)——刺络罐法

【取穴】 大椎、风门、肩井。

【操作】 常规消毒后,用三棱针点刺穴位,以出血为度,一侧痛者取患侧肩井、风门穴,两侧痛者双取穴位,然后拔罐,留罐5 ~ 10 分钟,起罐后,嘱患者做头部旋转活动。每周治疗 2 次,每个疗程 10 次。

3. 针罐(3)——叩刺灸罐法

【取穴】 局部压痛点。

【操作】 病人取俯伏坐位,在病变椎体周围找到压痛点,常规消毒后,用梅花针叩刺,以出血为度,再行闪火法拔罐,留罐5 ~ 10 分钟。如法重复操作 3 次,每次罐内可见黄浊黏液,起罐擦净后,用艾条温和灸 10 分钟。隔日治疗 1 次,10 次为 1 个疗程。

4. 药罐——药煮罐法

【取穴】 下风池(风池下 5 分)、大杼、风门。

【配穴】 天宗、肩井、肩髃、曲池。

【操作】 选取大小适宜的竹制煮罐,放在煮沸的药水(艾叶、防风、杜仲、麻黄、木瓜、川椒、穿山甲、土鳖虫、羌活、苍术、独活、苏木、红花、桃仁、透骨草、千年健、海桐皮各 10 克,乳香、没药各 5 克,布包水煎)锅内,煮 2 ~ 3 分钟,用长镊子夹出,甩净罐内药水,迅速扣在穴位上,留罐 10 ~ 15 分钟。每日治疗 1 次,10 次为 1 个疗程。

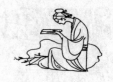

八、痔 疮

痔疮又称痔核,凡肛门内外有小肉突出者均称为痔。生于肛门内(齿状线以上)的称为内痔,生于肛门外(齿状线以下)的称为外痔,内外兼有的称为混合痔。因痔核常出现肿痛、瘙痒、流水、出血等症,所以通称痔疮。中医认为气血不调,络脉瘀滞,蕴生湿热是痔疮的成因,多发于成年人。西医认为痔是直肠末端黏膜下和肛管皮下的静脉丛发生扩大、曲张所形成的柔软静脉团。

(一)一般罐法

火 罐

【取穴】 会阳、承山、大肠俞、腰俞、次髎、白环俞、委中。

【操作】 选取大小适宜的火罐,每次取 2～4 穴,交替使用。采用闪火法置罐,拔罐 10～20 分钟,每日治疗一次。痔疮疼痛甚者,可每次取上述各穴 2～4 穴,先用闪罐操作 20～30 下,再留罐 5～10 分钟,每天治疗 2 次,疼痛缓解后,每日如法治疗 1 次。

(二)复合罐法

1. 针罐(1)——刺络罐法

【取穴①】 大肠俞。

【操作】 穴位处常规消毒,取小号三棱针,垂直而快速地进针 0.5～1 厘米,得气后将针体左右摇动,使针感传至同侧下肢,然后出针,再行闪火法迅速拔罐,留罐 5～10 分钟。一般拔出瘀血较多,起罐后擦净血污,以消毒纱布敷盖,嘱患者 1 天内针处避免沾水。每周治疗 2 次,4 次为 1 个疗程。

【取穴②】 长强穴上端臀横纹头中央。

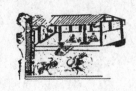

【操作】 穴位处常规消毒,用三棱针快速进针,刺破络脉后挤压出血,采用闪火法拔罐,留罐 10～15 分钟。每日治疗 1 次,5 次为 1 个疗程,一般 3～5 次即可见效。对内痔、混合痔疗效较好,对外痔合并肛裂疗效欠佳。

2. 针罐(2)——挑刺罐法

【取穴】 于第二、三、四、五腰椎棘突间旁开 0.5～1.5 寸的纵线上,选阳性反应点(如丘疹、结节、压痛点)2～3 处。

【操作】 在选取的阳性反应点上,常规消毒,用三棱针进行挑治(亦可用注射针头),使肛门处有抽动感为好。然后用闪火法置罐,留罐 10～15 分钟,隔 3 天治疗 1 次,5 次为 1 个疗程。

九、毒虫咬(螫)伤

毒虫螫咬伤,是指毒虫(包括毒蛇、马蜂、蝎子、蜈蚣等)螫、咬人体后,造成的局部肿胀、疼痛等症,是由于毒素进入皮肤之内,毒素扩散引起,严重者能造成生命危险。用拔罐方法,能产生吸排毒素的作用,故受伤后,治疗越早越好。

(一)一般罐法

火 罐

【取穴】 局部螫咬处。

【操作】 常规消毒,清除异物,在皮肤破损处进行拔罐,留罐 20～30 分钟,并同时用手从肢体近端向远端(伤口处)挤压,帮助毒血排出。若皮肤破损不明显,要用三棱针或小刀放血,再行拔罐。

(二)复合罐法

针罐——刺络罐法

【取穴】 螫、咬伤局部。

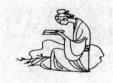

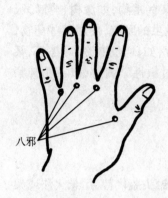

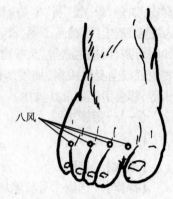

八邪

八风

图 3 - 12　　　　　　　　　　图 3 - 13

【操作】　局部常规消毒后,用三棱针或小刀快速点刺或切割出血,扩创伤口后,用闪火法拔罐,留罐 10 ~ 20 分钟,并结合挤压手法,从肢体近端到远端,尽量排除毒血。起罐后用生理盐水淋洗,然后再拔罐,反复操作 2 ~ 3 次。若伤口在指(趾)上,无法拔罐时,可取八邪或八风穴(图 3 - 12、图 3 - 13),用针点刺出血或小刀割刺出血,然后于针口上用小罐吸拔 10 分钟。

第五节　皮肤科病证

一、风　疹

　　风疹,即荨麻疹,中医又有"瘾疹"、"风疹块"等名称,是一种常见的皮肤病。其特征是皮肤上出现鲜红色或苍白的瘙痒性风团,风团大小形态不一,发生部位不定,急性者短期发作后多可痊愈,慢性者常反复发作,可历经数月或经久难愈。中医认为本病多由腠理不固,风邪侵袭,遏于肌肤而成,或禀赋不耐,过食膏粱厚味而致胃肠积热,郁于肌表而发风疹。西医诊断为荨麻疹,是一种常见的过敏性疾病,认为致病因素较多,如进食某些

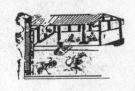

食物,如鱼、虾、蟹、蛋、牛奶等,接触某些植物,如漆树、荨麻,吸入花粉、灰尘、真菌孢子等,蚊、蜂等昆虫的叮咬,使用某些药物,如阿司匹林、抗生素等,某些物理因素,如日光、寒冷、摩擦等,某些内脏或全身性疾病,如阿米巴病、过敏性紫癜等,以及精神紧张等,都会引起荨麻疹发生。

(一)一般罐法

1. 火 罐

【取穴】 神阙。

【操作】 选取大号玻璃罐,或以罐头瓶代替,用悬火法或架火法置罐,待皮肤瘀紫时,约20分钟后起罐。或先在神阙穴闪罐10下,留罐10分钟。每日治疗1次,3天为1个疗程。轻者1~2次即愈,重者4个疗程可愈。

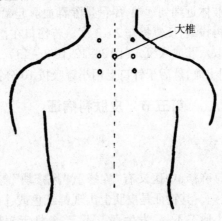

图 3 - 14

2. 水 罐

【取穴】 ①以大椎穴为标志,左右旁开两横指处,再由此上下各两横指处,共6处(图3-14)。②以心俞为标志,用上法左

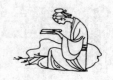

右选 6 处。③曲池、合谷、委中、血海、三阴交、足三里、中脘、内关,每次选 2 ~ 3 穴。

【操作】 选用青霉素小瓶制成的小抽气罐,瓶中加入 4 ~ 5 毫升清水,用空针抽出空气,形成负压吸拔于皮肤上,留罐 10 ~ 15 分钟。每日治疗 1 次,7 次为 1 个疗程。

3. 走 罐

【取穴】 ①第 1 ~ 9 胸椎脊柱两侧膀胱经内侧循行线;②大椎。

【操作】 在背部第 1 ~ 9 胸椎脊柱两旁,沿膀胱经内侧线上,涂抹凡士林或液状石蜡,采用闪火法置罐,上下走罐至皮肤出现丹痧。起罐后,用三棱针点刺大椎穴,放血数滴。隔日治疗 1 次,3 次为 1 个疗程;或走罐后,在大椎穴留罐 10 分钟,每日治疗 1 次,5 次为 1 个疗程。

4. 闪 罐

【取穴】 神阙。

【配穴】 疹发上肢者,加曲池;疹发下肢者,加血海;顽固者,加大椎、肺俞、膈俞。

【操作】 神阙穴用闪罐法,以皮肤出现潮红为度。配穴闪罐 15 下,并留罐 10 ~ 15 分钟。每日治疗 1 次,5 次为 1 个疗程。适用于风疹急性发作者。

(二)复合罐法

1. 针罐——刺络罐法

【取穴】 血海、大椎。

【配穴】 疹发上肢加曲池,疹发下肢加风市、委中,疹发头面背部加膈俞、风门。

【操作】 在选取的穴位上常规消毒,用三棱针点刺放血,采用闪火法置罐,吸拔 5 ~ 10 分钟。隔日治疗 1 次,5 次为 1 个疗程。

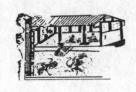
2. 药罐——贮药罐法

【取穴】 肺俞、大肠俞、曲池。

【操作】 选用大小适宜的玻璃罐,将药液[麻黄 20 克,连翘 15 克,薄荷 10 克,蝉蜕 10 克,煎煮成质量浓度为 300g/L(30%)的药液]注入罐内约 1/3 位置。按贮药罐法的操作要求,将药液罐吸拔于穴位处,留罐 15～20 分钟。每日治疗 1 次,5 次为 1 个疗程。主要用于慢性荨麻疹的治疗。

3. 灸罐——艾条灸罐法

【取穴】 大椎、肺俞、曲池、血海、足三里。

【操作】 选取大小适宜的罐具,先拔罐,留罐 10～15 分钟,起罐后用艾条行温和灸,每穴 5～10 分钟,每日治疗 1 次。体质虚弱者较适宜此法。

二、带状疱疹

带状疱疹为西医病名,中医称为"缠腰火丹"、"蛇串疮",民间俗称"飞蛇"、"皮蛇",是一种皮肤上出现簇集成群、累累如串珠、疼痛剧烈的疱疹性皮肤病。多发于腰部,亦有发生于胸部、颜面或颈部者。中医认为,本病多因感受风火之邪,或因感染湿毒,阻于经络,郁于皮肤,致使肌肤之营卫壅滞,发为疱疹。西医认为带状疱疹是由病毒感染所致的疼痛性水泡性皮肤病,病原体为水痘—带状疱疹病毒,此病毒可长期潜伏于机体内,当某些因素,如感染、外伤、放射治疗、恶性肿瘤、神经系统障碍等导致机体抵抗力低下时,会引起病毒活动,诱发本病。

(一)一般罐法

火 罐

【取穴】 病损局部。

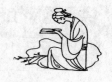

【操作】 充分暴露皮损部位。用闪火法置罐,先拔皮损的两端,然后沿带状分布将火罐依次拔在疱疹集簇处,罐数以排满为度。罐子吸拔得越紧越好,留罐 10～15 分钟。出现水泡不必介意,让其自然消退。若水泡破溃,可外涂甲紫(龙胆紫)。每日治疗 1 次。

(二)复合罐法

1. 针罐(1)——叩刺罐法

【取穴】 病损局部。

【操作】 病损局部常规消毒,用梅花针叩刺,由轻渐重,以皮表出血为度。在叩刺部位拔罐,吸拔出水性分泌物和少量血液,留罐 3～5 分钟。起罐后,以消毒棉球揩干患处,外涂甲紫。一般治疗 1 次即可。

2. 针罐(2)——刺络罐法

【取穴】 病损局部原始疹发点,委中。

【操作】 常规消毒后,用三棱针点刺原始疹发点和委中穴(双取),以微出血为度。行闪火法拔罐,留罐 5～10 分钟。每日治疗 1 次,病情严重者可如法每日治疗 2 次。

3. 针罐(3)——出针罐法

【取穴】 根据发病部位,选取相应穴位。上肢外侧及颈部发者,取颈部夹脊穴加曲池;上肢内侧发者,取颈部夹脊穴加内关;胸、背部发者,取胸背部夹脊穴加委中;下肢发病者,取腰骶夹脊穴为主,发于内侧加血海,发于外侧加足三里,发于后侧加委中。

【操作】 选取穴位后,常规消毒,用毫针针刺穴位,泻法不留针,采用闪火法置罐,使局部适量出血,每次留罐 10～15 分钟,每日治疗 1 次。

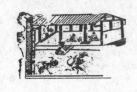

4. 药罐——针药罐法

【取穴】　皮损局部及相应神经节段的华佗夹脊穴。

【操作】　常规消毒,先用梅花针在皮损部叩刺,然后用三棱针在病变部位相应的神经节段夹脊穴上点刺。将药煮罐(板蓝根、紫草、金银花、黄芩各 15 克,当归、延胡索各 10 克,包在布袋中,加水煎煮,煮沸 20 分钟后,放入竹制煮罐,煮约 5 分钟)用长镊子夹出,甩干筒中药液,在干毛巾上捂一下,趁热拔在叩刺和点刺部位,留罐 15～20 分钟,每日或隔日治疗 1 次。

三、痤　疮

　　痤疮为西医病名,中医称为"肺风"、"粉刺",其特点是颜面、前胸、肩背等处,发生散在的针头或米粒大小的粟疹,或见黑头,能挤出粉渣样物,多见于青年男女。中医认为本病由于肺经风热,熏蒸于肌肤,或过食油腻辛辣之品,脾胃蕴湿积热,外犯肌肤而成,此外冲任不调,肝郁化热,亦可导致肌肤疏泄功能失畅而发该病。西医认为痤疮是常见的青春期性腺成熟、睾酮分泌增加、皮质腺代谢旺盛、排泄较多,使皮脂的成分有所改变,过多的皮脂堵塞于毛囊口,加上细菌等侵入而引发的炎症。本病的发生与过食脂肪、糖类、辛辣食物等有关。

复合罐法

1. 针罐(1)——刺络罐法

【取穴】　大椎。

【操作】　常规消毒,用三棱针点刺,以出血为度。采用闪火法置罐,留罐 10～20 分钟。每周治疗 2 次,或隔日治疗 1 次,10 次为 1 个疗程。

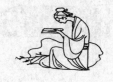

2. 针罐（2）——叩刺罐法

【取穴】 ①肺俞、膈俞；②心俞、肝俞；③大椎、至阳；④身柱、曲池。

【操作】 辨证取一组穴位，或以上述各组穴位交替使用，每次选用一组。常规消毒后，用梅花针叩刺穴位，以出血为度，然后拔罐，留罐 15～20 分钟。隔日治疗 1 次，10 次为 1 个疗程。

3. 针罐（3）——出针罐法

【取穴】 肺俞、膈俞、大椎、天枢。

【操作】 常规消毒，在肺俞、膈俞、天枢等穴用毫针针刺，行泻法，不留针，大椎穴用三棱针点刺，以出血为度。然后采用闪火法在以上腧穴拔罐，留罐 10～15 分钟。隔日治疗 1 次，10 次为 1 个疗程。

4. 针罐（4）——挑刺罐法

【取穴】 在背部脊柱两侧 1～12 胸椎旁寻找阳性反应点。

【操作】 用手掌在脊柱两侧 1～12 胸椎的两边各开 0.5～3 寸范围内摩擦数次，然后寻找反应点。反应点似丘疹，稍实，呈灰白色或棕褐色、暗红色、浅红色，压之色不褪。选好阳性反应点后，常规消毒，用三棱针挑破表皮，并挑断皮下部分纤维组织，挤出少量血液。一般每次挑 1～2 个反应点，然后行闪火法拔罐，留罐 10～15分钟。每 5～7 天挑 1 次，一般治疗 3～8 次可愈。

第六节　五官科病证

一、睑腺炎（麦粒肿）

睑腺炎是西医病名，又称麦粒肿，中医称为"针眼"，主要症状在于眼睑发生硬结，形如麦粒，痒痛发作。中医认为，本病是

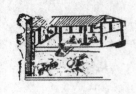

因外感风热,或过食辛辣炙煿等物,致使脾胃湿热上攻于目,热毒壅阻于眼睑皮肤经络之间而发。

复合罐法

1. 针罐(1)——挑刺罐法

【取穴】 让病人取坐位,患侧上肢上举,并用力摸向背后沿脊柱旁开 1.5~2.5 厘米处,以病人中指能摸到处为挑治点,或医者在病人 1~12 胸椎旁寻找阳性点(丘疹或压痛点)。

【操作】 选好挑刺点后,常规消毒,用三棱针挑刺出血,采用闪火法拔罐,留罐 10 分钟。每隔 2~3 日治疗 1 次。

2. 针罐(2)——刺络罐法

【取穴】 太阳、大椎。

【操作】 选取大小合适的玻璃罐,分别在太阳(取患侧)、大椎穴局部常规消毒后,用三棱针点刺出血,采用闪火法拔罐,留罐 10~15 分钟,多数患者 1 次即可治愈。

3. 针罐(3)——叩刺罐法

【取穴】 ①风池、合谷、两肩胛区及胸椎 1~7 两旁的淡红色疹点;②大椎、肺俞、心俞、脾俞。

【操作】 常规消毒后治疗,第一组穴适用于急性期,合谷、风池以毫针刺,采用泻法、不留针,在背部疹点用梅花针重叩出血后拔罐 10 分钟;第二组穴适用于反复发作者,用梅花针中度叩刺后拔罐 10~20 分钟。急性期每日治疗 1 次,慢性期 2~3 日治疗 1 次。

二、结膜炎

结膜炎为西医病名,中医称为"目赤肿痛"、"天行赤眼"等,民间俗称"红眼病"或"火眼",临床表现为目睛红赤、畏光、流

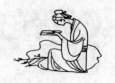

泪、异物感等,好发于春夏秋季。中医认为本病多因外感风热之邪,致经气阻滞,火郁不宣,或因肝胆火盛,循经上扰,以致经脉闭阻,血壅气滞而成。西医认为本病是由细菌或病毒感染而引起,具有传染性和流行性。

复合罐法

1. 针罐(1)——刺络罐法

【取穴①】 太阳、合谷、太冲。

【操作】 穴位常规消毒,用三棱针点刺,以出血为度,采用闪火法拔罐,留罐10分钟,每日或隔日治疗1次。

【取穴②】 肩井、大椎、耳尖。

【操作】 先取两耳尖穴[将耳轮向耳屏对折时,耳郭上尖端处是穴(图3-15)],常规消毒,用三棱针点刺后,挤出数滴血,再取肩井(双)、大椎两穴,用三棱针常规消毒后点刺穴位,采用闪火法拔罐并留罐10~15分钟。每日或隔日治疗1次。

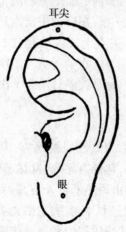

图 3-15

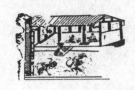
【取穴③】　大椎、少泽、耳穴眼点。

【操作】　局部常规消毒,先用三棱针点刺少泽、耳穴眼(位于耳垂五区的中央,图3-15),放血2~3滴,再取大椎穴,用三棱针点刺出血后,采用闪火法拔罐,留罐10~15分钟。隔日治疗1次。

2. 针罐(2)——挑刺罐法

【取穴】　1~7胸椎两旁的阳性反应点或大椎穴旁0.5寸处。

【操作】　在患者背部1~7胸椎旁寻找阳性反应点,即红色丘疹,丘疹不明显者可在大椎穴旁0.5寸处取点,或在脊柱两旁走罐后选2个明显的丘疹,常规消毒后,用三棱针先挑破表皮,再挑断几根肌纤维,接着拔罐10分钟,起罐后擦净血迹。隔日治疗1次。

3. 灸　罐

【取穴】　角孙、大椎、肺俞、心俞。

【操作】　先用灯芯草灸方法点灸角孙穴,即穴位常规消毒,取3厘米长的灯芯草一根,在麻油中浸泡后用镊子取出,点燃一头,速在角孙穴上(耳尖直上发际处是穴)点灸,听到"叭"声响即成。然后在大椎、肺俞、心俞等穴上闪罐,每穴操作10~30下,以皮肤潮红为度。每日或隔日治疗1次。

三、咽喉肿痛

咽喉肿痛,西医称为急性扁桃腺炎,中医称为"乳蛾",临床上以咽喉肿痛为特征,常伴有恶寒、发热、四肢痠疼、项背及头痛等症。中医认为本病由风热邪毒外袭,肺胃火热上蒸,风热火毒搏结于咽喉而成。西医认为本病主要由溶血性链球菌感染所致,可分为急性充血性扁桃腺炎和急性化脓性扁桃腺炎。

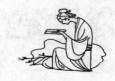

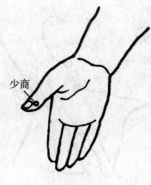

少商

图 3 – 16

复合罐法

1. 针罐(1)——刺络罐法

【取穴①】 大椎、肺俞、曲池、少商。

【操作】 局部穴位常规消毒后,先用三棱针点刺大椎、肺俞、曲池等穴,以出血为度,拔罐 10 ~ 15 分钟,再用三棱针点刺少商,放血 2 ~ 3 滴,每日治疗 1 次。少商穴位于拇指桡侧指甲角旁约 0.1 寸(图 3 – 16)。

【取穴②】 中府、肺俞、少商、内庭。

【操作】 常规消毒后,先用三棱针点刺,或用梅花针叩刺中府、肺俞两穴,拔罐 10 分钟,再点刺少商、内庭两穴,放血 2 ~ 3 滴。每日治疗 1 次。

2. 针罐(2)——出针罐法

【取穴】 大椎、天容。

【操作】 常规消毒后,用毫针刺大椎穴,得气后不留针,采用闪火法置罐于穴上,留罐 10 ~ 20 分钟,同时以毫针刺双天容穴(位于下颌角后胸锁乳突肌前缘)(图 3 – 17),得气后留针 10 分钟,出针后不拔罐,每日治疗 1 次。

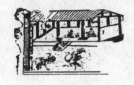
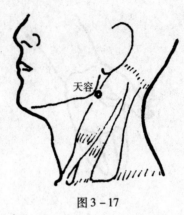

图 3 - 17